Intervallfasten für Frauen

Mit schnellen und einfachen Rezepten den Stoffwechsel beschleunigen, die Fettverbrennung anregen und das Traumgewicht langfristig halten inkl. 28 Tage Diätplan

[1st Edition]

Anne-Marie Neumann

ISBN- 9798666463413

INHALT

WAS IST INTERVALLFASTEN?

Intervallfasten ist eine unkomplizierte Methode, um sein Gewicht zu reduzieren, zu halten und um allgemein auf seine Gesundheit zu achten. Es folgt einem einfachen Prinzip: Zwischen den Essensphasen wird eine Zeit des Fastens, des Nichtessens, eingelegt, die mindestens 16 Stunden beträgt. Ab dieser Zeit sind die Fastenzeiten nämlich effektiv. Das intermittierende Fasten, wie es auch genannt wird, verspricht langfristig die Pfunde purzeln zu lassen. Besonders Frauen haben häufig Schwierigkeiten damit, die lästigen Fettpölsterchen loszuwerden. Beim Intervallfasten ist dies anders, denn durch diese Methode wird der gesamte Stoffwechsel umgestellt.

Weil es hierbei nicht nur um Gewichtsabnahme geht, wird diese Ernährungsmethode als wichtigster Trend in der neuen Ernährungsmedizin angesehen. Erste Studien geben berechtigten Anlass zu der Hoffnung, dass Intervallfasten vor dem Risiko für Diabetes Typ 2 schützt, Krebstherapien unterstützt sowie einen positiven, lebensverlängernden Einfluss auf den Organismus hat.

Wie beliebt diese relativ neue Ernährungsmethode ist, zeigt die Nachfrage im Internet: Diese ist seit 2010 um 10.000 Prozent gestiegen. Man möchte anscheinend gesund abnehmen.

Dabei ist dieses intermittierende Fasten eine Ernährungsmethode, die uns schon seit Urzeiten, also seit unserer frühesten Menschheitsgeschichte, in den Knochen steckt. Für den Menschen ist es normal gewesen, zu schlemmen, wenn es viele Speisen gabt, aber auf Nahrungsaufnahme zu verzichten, also zu fasten, wenn das

Essen knapp war oder gar nicht vorhanden. Dann konnte Mensch auch tagelang nichts essen. Er und sie hat auf natürliche Weise gefastet. So ist es gesund und der Körper hatte sich an diesen Zustand gewöhnt. Erst in neuerer Zeit hat sich Mensch daran gewöhnt, Essen im Überfluss zur Verfügung zu haben und dieses auch zu sich zu nehmen. Selbst wenn kein Hunger vorhanden ist. Wir essen, auch wenn wir keine Energiezufuhr benötigen und nehmen auf diese Weise zu viele und auch ungesunde Kalorien zu uns.

Intervallfasten ist keine Diät-, sondern kann zur Dauerernährungsform werden, wenn man denn möchte. Frei von negativen Nebenwirkungen und ohne Jojo-Effekt, der sich bei herkömmlichen Diäten leider für gewöhnlich einstellt.

Das Intervallfasten verspricht eine unkomplizierte Methode zu sein. Ein Essen mit der Uhr, ohne sonstige Einschränkungen während der Essensphase. Man kann im Prinzip essen, was man möchte, nur zu einer bestimmten Zeit. Und auch die Essenszeiten lassen sich variabel in den Alltag integrieren und anpassen. Entscheiden muss man sich, ob stundenweise oder tageweise gefastet werden soll.

WAS PASSIERT IM KÖRPER EINER FRAU, WENN INTERVALLFASTEN EINGEFÜHRT WIRD?

Intervallfasten gehört zu den Methoden des Kurzzeitfastens. Die Fastenzeiten betragen je Methode zwischen 16 Stunden und 2 Tagen. Während der Fastenphasen wird abgenommen und das funktioniert so:

Wenn wir Nahrung zu uns nehmen, gelangt der Zucker aus der Speise ins Blut und ist dort als Blutzucker zu messen. Um diesen Blutzucker in die Zellen zu transportieren und damit den Blutzuckerspiegel auf einem niedrigen, konstanten Spiegel zu halten, schüttet die Bauchspeicheldrüse eine genau definierte Menge Insulin. Dieses Insulin veranlasst die Zellen, den Zucker über spezielle Rezeptoren in der Zellwand aufzunehmen. In der Zelle wird der Zucker für verschiedene Zwecke verwendet. Er wird zum einen in den Zellen veratmet und zur schnellen Bereitstellung von Energie genutzt, die für die Muskeltätigkeit, das Gehirn, den Herzschlag und so weiter benötigt werden.

Wenn wir jedoch mehr Energie in Form von Nahrung aufgenommen haben, als der Körper gerade für die Aufrechterhaltung seiner Funktionen braucht, dann speichert er zum anderen die überschüssige Energie in Form von Körperfett in Zellen und Geweben ein. Dieses Körperfett macht sich dann als unerwünschte Fettpölsterchen bemerkbar. Und dieses Fettpölsterchen möchten wir mit dem Intervallfasten reduzieren. Und das geht! Alles, was wir brauchen ist ein wenig Zeit: Etwa fünf Stunden nach der Mahlzeit ist unser Körper mit der Einstellung des Blutzuckerspiegels beschäftigt. Nach fünf Stunden ist also das Insulin aus der Blutbahn wieder verschwunden. Erst dann beginnt der Fettabbau des körpereigenen Fettes. Damit wir dann auch in den Genuss eines positiven Effektes kommen, müssen Frauen mindestens 12 und Männer mindestens 14 Stunden fasten. In diese Zeit legen wir schlauerweise auch unsere Schlafphase. Das heißt von den 12 Stunden, die mindestens zu fasten sind, verschlafen wir vielleicht acht.

In der Fastenphase findet jedoch nicht nur der Fettabbau statt, den wir herbeisehnen, sondern noch andere wunderbare Effekte. Während wir fasten, stellt der Körper auf Autophagie um, im wörtlichen Sinn heißt dieses, er frisst sich selbst. Dies hört sich zunächst befremdlich an, ist jedoch überaus positiv für uns. Autophagie beschreibt den Vorgang des körpereigenen Reparaturmechanismus, der in unseren Zellen wirkt, während wir fasten. Abgestorbenes Material wird entfernt und wenn möglich recycelt. So werden zum Beispiel nicht benötigte Proteine in ihre kleinsten Bestandteile, den Aminosäuren, zerlegt, die dann wiederverwertet werden können. Diesem Selbstreinigungsvorgang, welcher von den Zellen betrieben wird, schreibt man die lebensverlängernde Wirkung des Intervallfastens zu. Der Körper wird entgiftet und entschlackt, gereinigt und per Recycling fit für neue Verbindungen gemacht. Dieses Phänomen wurde auch in einem Experiment mit Mäusen bestätigt. Eine Gruppe von Mäusen hatte unbegrenzten Zugang zum Futter, die andere Gruppe bekam nur jeden zweiten Tag Futter, fastete also jeden zweiten Tag (Alternate-day-Fasting). Die Mäuse, welche einen Tag fraßen, den nächsten fasteten und so weiter, hatten eine deutlich längere Lebenserwartung, als die Mäuse, die im Überfluss lebten. Diese positive Entwicklung wird der Autophagie während der Fastenphasen, in der regelmäßig aufgeräumt und entgiftet wird, zugeschrieben.

Beim intermittierendem Fasten müssen wir jedoch keine Sorge haben, dass wertvolles Eiweiß, welches sich zum Beispiel in unserem Muskelgewebe befindet, abgebaut wird. Dieses geschieht nämlich erst nach einigen Tagen und erfolgt eher bei Crash-Diäten oder beim mehrtägigen Fasten.

Intervallfasten geht allgemein mit heilsamen biochemischen Stoffwechselveränderungen einher. Eine weitere Studie an Mäusen hat gezeigt, dass der Stoffwechsel durch diese Ernährungsmethode trainiert wird. Die Mäuse im Versuch waren sogar vor Diabetes mellitus Typ 2 geschützt. Hier ist von Bedeutung, dass Intervallfasten auch die Leber entgiftet. Die positiven Auswirkungen auf den Zucker- und den Fettstoffwechsel haben wir schon betrachtet. Hinzu kommt, dass während der Fastenphase auch antientzündliche Stoffe ausgeschüttet werden.

Neue Studien an Menschen untersuchen, inwieweit intermittierendes Fasten vorbeugend gegen Schlaganfall, Herzinfakt, Bluthochdruck, neurologischen Erkrankungen wie multiple Sklerose oder Parkinson und Demenz wirkt. Hier kann man die Ergebnisse gespannt abwarten.

Beim Intervallfasten ist es nicht zwingend notwendig, seine Ernährung umzustellen, und doch kommt es dadurch, dass wir nur noch zwei Hauptmahlzeiten am Tag zu uns nehmen, zu einer Kalorienreduktion. Dieses unterstützt das Abnehmen zusätzlich.

DIE VERSCHIEDENEN FASTENMETHODEN

Intervallfasten bedeutet ja: Fasten mit Unterbrechungen. Essensphasen wechseln sich mit Fastenphasen ab. Entscheidend ist nun, wie lang die Phasen sind, in denen ich faste. Danach richtet sich die Unterteilung in stundenweise Fasten oder tageweise Fasten.

Stundenweise Fasten

Stundenweise zu fasten bedeutet, während des Tages ein bestimmtes Zeitfenster zum Essen zu haben: Das ist dann die Essensphase. Die restliche Zeit des Tages ist zum Fasten da. Während der Fastenzeit nehme ich wirklich keine Kalorien zu mir, sondern trinke in ausreichender Menge kalorienfreie Getränke.

Es gibt zum Beispiel die 12:12 Diät, die allerdings nicht so verbreitet ist, jedoch zur stundenweise Fastenmethode zählt. Bei dieser Methode habe ich zum Essen ein Zeitfenster von 12 Stunden. Denkbar wäre von 8:00 Uhr morgens bis um 20:00 Uhr abends. Während dieser Zeit nehme ich meine drei Mahlzeiten zu mir. Von 20:00 Uhr abends bis 8:00 Uhr morgens wiederum wird gefastet, also nur kalorienfreie Getränke getrunken. Diese Methode ist nicht sonderlich effektiv, da ich während der Essensphase zu viele Kalorien aufnehme. Die Fastenphase ist jedoch zu kurz um wirklich Fett zu verbrennen und die Selbstreinigungskräfte des Körpers wirksam werden zu lassen. Und an diesem Beispiel sieht man jedoch schon, dass die Schlafphase in die Fastenphase fällt. Das heißt, beim stundenweise Fasten verschlafe ich einen Großteil der Essenspause ganz gemütlich.

Auch das sogenannte „Dinner canceling“ gehört zum stundenweise Fasten. Bei dieser Methode wird das Abendessen an zwei bis drei Tagen in der Woche weggelassen. In effektiv sieht es dann so aus, dass an den Tagen, an denen das Abendessen gecancelt wird, eine Verminderung der Kalorienzufuhr stattfindet, da man ja eine Mahlzeit weglässt. Und außerdem entsteht eine schöne lange Fastenphase, nämlich vom Mittagsessen bis zum Morgen des nächsten Tages, also mindestens 14 wenn nicht sogar 18 oder mehr Stunden, an denen der Körper Fett abbaut und sich per Autophagie selbst reinigt. In dieser Zeit werden der Insulinstoffwechsel entlastet, der Schlaf verbessert und Alterungsprozesse gemindert. Eine lebensverlängernde Wirkung kann einsetzen. Das bedeutet Gewichtsabnahme und Gesundheitsprävention zugleich.

Und schließlich gibt es die bewährte und beliebte 16:8 Methode, auf welche all die positiven Effekte, die bei der Dinner canceling Methode beschrieben wurden, auch zutreffen. Welche aber noch mehr kann! Denn hier ist es so, dass jeder Tag aufgeteilt ist in acht Stunden Essensphase und 16 Stunden Verzicht auf kalorienhaltige Nahrung. Wieder schlafen wir in der Fastenphase. Aber was diese Diät alles kann, damit beschäftigen wir uns im nächsten Kapitel ausführlich!

Tageweise Fasten

Beim tageweise Fasten gibt es auch verschiedene Methoden, die ebenso mit Zahlen betitelt werden, nur dass sich das angegebene Zahlenverhältnis nun auf die Anzahl der Tage, an denen normal gegessen oder aber gefastet wird, bezieht. So gibt es zum Beispiel die 5:2 Diät: Hier wird an fünf Tagen gegessen ohne Kalorien zu zählen. An zwei Tagen in der Woche jedoch, die nicht aufeinanderfolgend sein sollen, wird die Anzahl der Kalorien gedrosselt. Bei Frauen auf 500 bis 800 kcal und bei Männern auf 600 bis 850 kcal. Dieses macht Sinn, wenn man bedenkt, dass eine Frau je nach körperlicher Anstrengung und Lebensalter normalerweise zwischen 1600 und 8000 Kilokalorien pro Tag verbraucht und ein Mann zwischen 2000 und 10500 Kilokalorien. Die Kalorienreduzierung ist in den beiden Verzichtstagen also recht drastisch. Schnellverdauliche Kohlehydrate sollten vom Speiseplan gestrichen werden. Kein Weißbrot, Nudeln, Kartoffeln, Zucker. Der Körper lebt dann von seinen Fettreserven. Auf diese Weise wird auch Gewicht reduziert und positive Effekte im Hinblick auf die Gesunderhaltung des Körpers stellen sich ein.

Es gibt aber auch die 2-Tage-Diät. Diese wurde ursprünglich von amerikanischen Ärzten für Patientinnen mit Brustkrebs entwickelt. Ziel war es, mit einer einfachen Methode Gewicht abzunehmen. Hierbei wurde an zwei aufeinanderfolgenden Tagen in der Woche auf 650 Kilokalorien reduziert gefastet. An den Fastentagen wird in Maßen kohlenhydratarm, aber proteinreich gegessen. An den anderen fünf Tagen setzte man auf eine mediterrane Küche. Diese steht für Olivenöl und Oliven, frisches Gemüse, Fisch und Meeresfrüchte, Kräuter, Nudeln und Reis.

Schließlich gibt es noch das Alternierende Fasten (Alternate- Day-Fasting), bei dem einen Tag gegessen und am darauffolgenden Tag gefastet wird. Bei dieser „eat -stop –eat-Methode" wird an allen Essenstagen normal gegessen. An den Fastentagen soll nur 25% der normalen Energiemenge zugeführt werden.

Im Allgemeinen sollten die Fastentage beim tageweise Fasten Ruhetage sein, an denen wir wenig Stress ausgesetzt sind und Zeit für Ruhephasen während des Tages einbauen können.

Heilfasten

Beim Heilfasten handelt es sich um eine kurzfristige Fastenzeit mit jahrtausendealter Tradition zur Reinigung von Körper, Geist und Seele. Außerdem eignet es sich zum Einstieg in eine gewollte Gewichtsabnahme. Begründet wurde es von dem Arzt Otto Buchinger, der mit dem Heilfasten eine Gesundheitsprävention sowie die Therapie bestimmter Krankheiten im Fokus hatte.

Heilfasten ist kein absolutes Fasten. Vielmehr wird die tägliche Kalorienzufuhr reduziert und das über einen Zeitraum von optimaler Weise zwei bis vier Wochen.

Standard sind jedoch sieben bis zehn Tage mit einem Vorbereitungstag und drei Nachbereitungstagen.

Das Heilfasten beginnt damit, die Kaloriengabe bereits auf 1000 kcal zu drosseln. Auch mental findet eine Vorbereitung und Konzentration auf die bevorstehenden Fastentage statt. Man sollte sich keine schwere, körperliche Betätigung vornehmen und sich mehr Stress und Ruhe gönnen. Alkohol, Nikotin und Koffein sind tabu.

Der erste Tag des Heilfastens beginnt dann mit einer Darmreinigung. Diese wird durch Glaubersalz unterstützt. An den eigentlichen Fastentagen wird die Energiezufuhr auf 250 – 500 kcal reduziert: Erlaubt sind Gemüsebrühe, frischgepresster Obstsaft in bestimmter Menge, 30g Honig, ungesüßter Kräutertee und Wasser. Während der Fastentage umgibt man sich mit schönen Dingen wie Bücher, Musik, Natur und Meditation. Vermieden werden Stress und Medienüberflutung. So wird das Heilfasten zu einer Diät der Seele. Ihm wird neben einer positiven Wirkung auf medizinischer Ebene auch auf psychosozialer sowie auf spiritueller Ebene ein Zugewinn zugeschrieben.

Es ist nicht für jeden geeignet. Beim Vorhandensein bestimmter Krankheiten sollte man einen Arzt aufsuchen, um abzuklären, ob das Heilfasten die geeignete Methode darstellt. Bestenfalls ist sowieso eine Begleitung durch einen zertifizierten Arzt oder Therapeuten empfohlen. Heilfasten kann man auch gut in einer Gruppe oder in einer darauf spezialisierten Klinik durchführen. Unter ärztlicher Aufsicht wird Heilfasten zur Therapie von Herz-Kreislauf-Erkrankungen, chronischen Entzündungen und Schmerzzuständen, psychosomatischen Erkrankungen sowie bei allergischen Hautreaktionen eingesetzt. Heilfasten kann jedoch auch mehr oder weniger ausgeprägte Nebenwirkungen haben: Kreislaufbeschwerden, Kopfschmerzen, Muskelkrämpfe, Rückenschmerzen oder eine Veränderung im Schlafverhalten können auftreten. Eine Gewichtsabnahme ist dann eher eine Begleiterscheinung. Wer dauerhaft erfolgreich abnehmen will, sollte sich besser einer anderen Methode zuwenden.

DIE 16:8 METHODE

Bei der 16:8 Diät handelt es sich um ein stundenweises Fasten während eines Tages. Diese Methode ist, wie wir noch sehen werden, effektiv und gesundheitsfördernd. Falls Sie schon mehrere Diäten zum Abnehmen ohne Erfolg ausprobiert haben, so kann diese Methode des intermittierenden Fastens die richtige sein.

Wie funktioniert das 16:8 Fasten?

Beim Fasten nach der 16:8 Methode gibt es ein Zeitfenster von 8 Stunden, in dem gegessen werden darf. Das Schöne hierbei ist, dass die Methode für die Essensphase keine Maßregeln vorgibt. Man muss sich nur an die Uhrzeiten halten. Die Mahlzeiten können eingenommen werden, wie sonst auch. Allerdings: Mehr essen als normal soll man nicht! Die Einschränkung auf acht Stunden essen am Tag sollte ja zu einer Kalorienreduktion führen. Da der Körper eine bestimmte Menge an Kalorien am Tag benötigt – und davon braucht das Gehirn allein 20% - fängt er an, die Fettreserven, die er in Zellen, Gewebe und Organen angelegt hat, abzubauen. Allein die Tatsache, dass wir weniger Kalorien zu uns nehmen, als der Körper benötigt, lässt uns abnehmen.

Dieses Abnehmen setzt sich in der Fastenphase fort. Aber los geht es eigentlich wieder mit dem Insulinhaushalt. Wenn wir gegessen haben, steigt wieder der Blutzucker. Insulin wird aktiv, um die Zuckermoleküle in die Zellen zu schleusen. Dieses geschieht mittels Rezeptoren in der Zellmembran. Der Zucker wiederum wird verwendet, um den Energiebedarf zu decken. Bei körperlicher Anstrengung wird er verbraucht oder für die Darm- und Organtätigkeit und wie gesagt 20% für das Gehirn. Wenn wir nun aber nicht so viele Kalorien zu uns nehmen, dann fängt unser Körper schon eher an, von seinen Reserven zu leben: Fett wird abgebaut. Da wir in der Fastenphase gar keine Kalorien zu uns nehmen, geschieht der Fettabbau in jener Zeit. Stundenweise im Schlaf, da unsere Schlafphase in die Fastenphase fällt.

Allerdings setzt der Fettabbau erst fünf Stunden nach der letzten Nahrungsaufnahme ein. Deshalb ist die Fastenphase relativ lang, denn mit 16 Stunden Stopp für die Nahrungsaufnahme ist es genau berechnet, wie lang die Fastenzeit sein muss, um möglichst effektiv zu sein. Von Vorteil ist auch das Fasten im Schlaf: Da unser Körper nicht verdauen muss, ist der Schlaf viel erholsamer.

Aber zurück zu unserem Insulinhaushalt: Dadurch, dass wir in der Fastenphase nicht wie normalerweise vielleicht ständig Essen und Snacks zu uns nehmen, kann sich unser Insulinstoffwechsel beruhigen. Es wird nicht ständig wieder neu Insulin ausgeschüttet um Zucker weg zu schaffen. Und es werden nicht ständig neu die Rezeptoren an den Zellen belastet, was auf längere Sicht zur Insulinresistenz und damit zu Diabetes führt. Das ist für den Körper mehr als eine Wohltat. Es hilft sogar, Diabatetes mellitus Typ 2 zu verhindern und eine bestehende Diabeteserkrankung zu mindern. Diesen positiven Effekt möchten wir doch auch in der Essensphase nutzen. Das gelingt, wenn wir nicht die gesamten acht Stunden hindurch schlemmen, sondern auch hier Mahlzeiten strikt von Phasen zwischen den Mahlzeiten trennen. Optimalerweise kommen wir darauf, zwei Hauptmahlzeiten zu uns zu nehmen und dazwischen auch zu fasten. Wir werden uns damit in dem Kapitel Essensphase eingehend beschäftigen.

Beste Zeiten

Die Zeiten für die Essens- und Fastenphasen können ganz flexibel in den Alltag integriert werden. Hier sind der Kreativität keine Grenzen gesetzt, außer die Begrenzung des Tages in Tag und Nacht und damit in Zeiten, in denen ich aktiv bin und Zeiten, in denen ich ausruhe und regeneriere.

Als erstes würde ich entscheiden, ob ich ein Frühstücksmensch bin oder nicht. Eine Mahlzeit sollte ich ja weglassen. Entweder das Frühstück oder das Abendessen. Mittags ist auf jeden Fall drin. Studien vom Deutschen Diabetes Zentrum haben gezeigt, dass viele Menschen negativ mit ihrem Insulinstoffwechsel reagieren, wenn das Frühstück weggelassen wird. Ja, sogar Diabetes Typ 2 konnte die Folge sein. Andere Menschen jedoch reagierten nicht negativ, so dass der Schluss nahe liegt, dass es typische Frühstücks- oder eben Nichtfrühstücksmenschen gibt. Zu welchem Typ Sie gehören, sollten Sie Ihr Gefühl entscheiden lassen.

Wenn Sie also zu den Frühstücksmenschen gehören, dann kommt es darauf an, um wie viel Uhr Sie frühstücken möchten. Wenn Sie zu den Frühaufstehern gehören, dann möchten sie vielleicht um 7:00 Uhr frühstücken. 16:8 Diät bedeutet, dass Sie nun ab 7:00 Uhr acht Stunden Zeit haben, um die zweite Mahlzeit einzunehmen: das Mittagessen. Dieses gibt es also spätestens um 15:00 Uhr. Hier essen Sie wieder ganz normal und nicht zu viel. Nach dem Mittagessen beginnt ganz strikt die Fastenzeit. Und zwar bis zum nächsten Morgen um 7:00 Uhr, wenn das Frühstück wieder ruft.

Und so lässt sich bei einem anderen Frühstücksmenschen das Frühstück ganz ohne Schwierigkeiten stufenlos nach hinten verschieben. Wenn Sie lieber um 10:00 Uhr frühstücken, hätten Sie Zeit bis um 18.00 Uhr die zweite Hauptmahlzeit zu sich zu nehmen. Nun kann man stufenlos weiter schieben und damit das Frühstück ausfallen lassen. Bin ich nämlich kein Frühstücksmensch, so möchte ich vielleicht lieber um 12.00 Uhr meine erste Mahlzeit zu mir nehmen. Dann hätte ich ein Zeitfenster bis 20:00 Uhr um das Abendessen einzunehmen.

Wie man sieht, wird der Zeitplan ganz flexibel an die individuellen Bedürfnisse angepasst. Wenn ich im Schichtdienst wäre, würde ich mich nach meinen Schlafenszeiten richten, um zu bestimmen, in welcher Zeit meine Fastenphase liegen würde. So kann ich konstruieren, wann die Essensphase stattfinden sollte.

Fastenperiode

Mit Fastenperiode ist die 16 -stündige Phase gemeint, in welcher nicht gegessen wird. Den größten Teil dieser Zeit verschlafen wir sicherlich. Abends und morgens jedoch ist eine Zeit innerhalb der Fastenzeit, in der ausreichend getrunken werden soll. Erlaubt sind ohne Einschränkungen kalorienfreie Getränke. Wasser und ungesüßter Kräutertee sind die wichtigsten. Schwarzer Kaffee in Maßen. Kaffee mit Milch würde das Fasten brechen, was nicht erwünscht ist. Es gibt auch Ärzte, welche die Ansicht vertreten, ein Schuss Milch würde nicht schaden. Das muss jeder selbst wissen. Aber besser nicht, denn es wäre schade, wenn wieder Insulin ausgeschüttet werden würde. Das bedeutet, wieder fünf Stunden warten, bis der Körper bereit zum Fettabbau wäre.

Auf jeden Fall gilt es die Fastenperiode zu nutzen, um viel zu trinken. Auch wenn ich erst um 12:00 Uhr gedenke, mit dem Fasten zu brechen. Dann trinke ich ordentlich am Morgen.

Ansonsten tue ich auch während der Fastenperiode das, was ich normalerweise auch getan hätte. Das Fasten lässt sich in die Arbeit integrieren, wenn ich Ruhepausen einbauen kann, um so besser. Wenn ich Sport treiben möchte, dann tue ich das auch. Aber am besten tastet man sich zunächst behutsam an seine Leistungsgrenze heran.

Essensphase

Während der Essensphase muss ich unbedingt darauf achten, dass ich nicht mehr Kalorien zu mir nehme, als normal. Ich möchte ja schließlich abnehmen. Was ich mir dann zum Essen zubereite, ist zunächst egal. Das Schöne an der 16:8 Methode ist ja, dass ich meine Essvorlieben nicht umstellen muss, wenn ich nicht möchte. Wenn ich wollte, dann könnte ich innerhalb von acht Stunden auch drei Mahlzeiten zu mir nehmen. Nur würde sich der Abnehmerfolg weniger einstellen. Schließlich gibt es wieder viele Möglichkeiten, das Essen aufzuteilen.

Es gilt das Motto: Je mehr Kalorien ich in der Essensphase zu mir nehme, desto weniger Fett wird abgebaut. Und: Je öfter ich esse und wenn nur einen Keks, desto öfter wird der Insulinstoffwechsel angekurbelt, das Risiko für Diabetes steigt und ich muss wieder warten, bis Fett abgebaut werden kann. Zu empfehlen ist zu Beginn und zum Ende der Essensphase eine größere Mahlzeit zu sich zu nehmen. Dazwischen werden wie während der Fastenperiode kalorienfreie Getränke zu sich zu nehmen. Keine Snacks zwischendurch und keine kalorienhaltigen Getränke. Zu den Mahlzeiten darf ich dann alles essen, was ich möchte, nur eben nicht mehr. Dann hat man die größten Chancen, dass die Pfunde purzeln. Nur übertreiben soll man es auch nicht. Wir streben keine Mangel-, sondern eine gesunde Ernährung an.

Es gibt auch Menschen, die morgens um 8:00 Uhr erst einmal mit einem Smoothie das Fasten brechen, um dann um 11:00 Uhr zu frühstücken und um 16:00 Uhr die letzte Mahlzeit zu sich zu nehmen. Auch das ist eine gute und bewährte Möglichkeit. Sicher muss man sich auch erst einmal an die Fastenphasen herantasten. Die große Fastenphase von 16 Stunden ist unantastbar, aber ob und wie man in der Essensphasen fasten will und kann ist jedem selbst überlassen. Am Ende wird jeder für sich das Beste herausfinden. Das ist ja das tolle an der Methode, dass sie so offen und voller Möglichkeiten ist.

WORAUF MÜSSEN BESONDERS FRAUEN ACHTEN?

Intervallfasten ist nicht für jeden geeignet: Schwangere, stillende Mütter und Personen unter 18 Jahren oder mit Essstörungen sollten die Finger davon lassen. Schwangere und Minderjährige benötigen alle Nährstoffe für das Wachstum in ihnen. Es wäre falsch, hier Kalorien reduzieren zu wollen. Auch könnten sich während der Fastenperiode unerwünschte Nebenwirkungen zeigen, wie Schwindel oder Kopfschmerz. Stillende Mütter benötigen ebenso alle Nährstoffe für die Produktion von Milch. Außerdem werden während der Autophagie Gifte frei, die in die Muttermilch übergehen könnten. Essstörungen erlauben zum einen nicht, zeitliche Essensvorgaben einzuhalten und zum anderen ist oftmals eine Gewichtsabnahme bedenklich, je nach Typ der Essstörung.

Bei Vorerkrankungen muss der Arzt konsultiert werden. Dazu zählen chronische Erkrankungen, niedriger Blutdruck und Stoffwechselerkrankungen.

Hat jemand als Vorerkrankung Diabetes Typ 2, so ist die 16:8 Diät eine hervorragende Methode, abzunehmen. Aber auch hier ist es unbedingt nötig, mit dem Arzt Rücksprache zu halten.

Den Arzt befragen Sie bitte auch, wenn ein Medikament einzunehmen ist, das jetzt wegen der Fastenzeit auf leeren Magen genommen werden müsste.

Wenn dann gefastet wird, so sollte zum Beginn, solange, bis eine Gewöhnung eingetreten ist, eine vermehrte körperliche Belastung vermieden werden..

Die Gewöhnungsphase liegt allgemein in den ersten drei oder vier Tagen. Es ist normal, dass sich Körper und Psyche zunächst wehren, gewohnte Essensmuster abzulegen.

Liegt die Fastenperiode zur falschen Tageszeit, so erhöht dies das Risiko für Diabetes Typ 2. Falls man jedoch nicht zu den Frühstücksmenschen zählt, wird man später abends, zum Beispiel um 20:00 Uhr das Abendessen zu sich nehmen. Dann gilt es besonders darauf zu achten, abends nicht zu viele Kohlenhydrate in sich hinein zu futtern. Diese treiben den Blutzuckerspiegel unerwünscht hoch. Ein zu hoher nächtlicher Insulinspiegel wäre die Folge.

TIPPS UND TRICKS FÜR DEN ALLTAG

Essen Sie keine größeren Portionen.

Satt werden und bleiben Sie am besten durch Mahlzeiten mit genügend Ballaststoffen (Gemüse) und Eiweißquellen (Milchprodukte, Eier, Fisch, Fleisch, Hülsenfrüchte, Pilze, Nüsse)

Insgesamt sollten Sie sich gut, gesund und überwiegend pflanzlich ernähren: kohlenhydratarm und proteinreich.

Beim Essen kauen Sie gut und bewusst und essen dadurch langsam. Dann sind Sie mit kleinen Portionen schon satt. Wenn die erste Mahlzeit spät auf den Tisch kommt, dann machen Sie sich durch einen Morgenspaziergang oder etwas Sport am Morgen fit.

Es wird, wenn möglich, nicht zwischendurch gesnackt. Hungerlöcher überbrücken Sie mit ungesüßtem Tee oder ein wenig Gemüsebrühe.

Verdauungsfördernd wirkt ein kleiner Spaziergang oder ein bisschen Sport nach der ersten Mahlzeit. Messen Sie regelmäßig Ihren Taillenumfang. Das dokumentiert und kontrolliert den Abnehmerfolg

Lassen Sie sich nicht vom Hunger übermannen. Er ist wie eine Welle die kommt und geht. Konzentrieren Sie sich darauf, dass Ihr Hungergefühl wieder weichen wird.

Lassen Sie Ihrem Körper Zeit, geben Sie nicht gleich auf!

ERFAHRUNG/ FAZIT

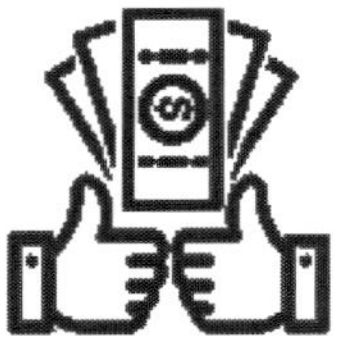

Die 16:8 Methode kann gut in das Familienleben integriert werden, wenn man sich davon frei macht, innerhalb der Essensphase unbedingt alle acht Stunden essen zu wollen. Bewährt hat sich da eine Verschiebung zugunsten 17:7. Der Tagesablauf sieht dann folgendermaßen aus: Morgens um 7:00 Uhr wird mit der ganzen Familie gefrühstückt. An der Diät nehmen natürlich nur die Erwachsenen teil. Mittagessen gibt es dann um 14:00 Uhr, also nach 7 Stunden. Zwischen den Mahlzeiten wird nur kalorienfrei getrunken. Ebenso nach dem Mittagessen. Da beginnt schon die Fastenphase. Wem diese nun zu lang ist, könnte um 15:00 Uhr noch etwas Kleines snacken. Aber das lohnt sich nicht wirklich. Auf jeden Fall ist diese kleine Verschiebung möglich, um die Methode an das Alltagsleben anzupassen. Bewährt hat es sich.

Die Ärztin Dr. Petra Bracht ist seit 30 Jahren begeisterte Anhängerin dieser Methode zum Intermittierendem Fasten. Sie kann es nur wärmstens weiterempfehlen und möchte das tägliche Aufräumen in den Zellen nicht mehr missen, denn sie hat auch in ihrer Praxis durch die Vielzahl ihrer Patienten den Überblick und die Bestätigung, dass Intervallfasten wirklich funktioniert. Dr. Bracht hält Intervallfasten für „ein Wunder“: Es wird abgenommen und was mindestens so wichtig ist, die Menschen werden gesünder und können hartnäckige Krankheiten sogar heilen. Es lässt sich sogar nachweisen, dass sich bei Menschen, die mit Diabetes Typ 2 in die 16:8 Diät gegangen sind, diese Krankheit gemindert hat und sie nach einer Zeit weniger Medikamente benötigten.

Sie macht uns auch auf einen weiteren Effekt aufmerksam, indem sie erklärt: Wer ständig Süßes isst, habe nicht nur Probleme mit dem Blutzuckerspiegel und Übergewicht. Der permanent erhöhte Insulinspiegel führe sogar dazu, dass der Mensch kein Sättigungsgefühl mehr habe und zu noch mehr essen verleitet würde. Intervallfasten senkt den Blutzuckerspiegel und lässt uns wieder auf unser natürliches Sättigungssignal aus dem Gehirn hören, welches da sagt: „Stopp, es reicht. Du bist satt. Hör auf zu essen!“

Erfahrene Intervallfaster und Fasterinnen geben an, dass sie sich nun „supergut“ fühlen. Durch das Fasten und das Entgiften sowie durch die Gewichtsabnahme fühlt man sich viel besser, agiler und aktiver, geben sie an. Wenn auch sie sich daran erinnern, dass der Anfang nicht einfach war. Der Körper benötigt Zeit, sich umzustrukturieren. Und auch die Psyche muss sich erst auf den Verzicht von Nahrung einstellen. Nach etwa einer Woche habe sich der Organismus dann umgetaktet. Man müsse dem Körper Zeit lassen, sich umzustellen und nicht gleich aufgeben.

Intervallfasten tut jedem gut. Es gibt keine Gesundheitsrisiken, keine Nebenwirkungen und keinen Jo-Jo-Effekt. Man muss besonders in der ersten Zeit streng mit sich sein, doch nicht zu streng. Was geht, das geht. In einer späteren Phase des Intervallfastens wird Ihnen Vieles, wofür Sie am Anfang kämpfen mussten, selbstverständlich und mühelos vorkommen.

Schließlich ist das Leben eine Frage des Gleichgewichts: Das Gute und das Schlechte, Ying und Yang ... und das Gleiche kam man sagen für essen und fasten. Dieses Gleichgewicht gilt es für sich zu finden.

Warum die 16:8 Methode

Mit dieser neuen Ernährungsform können Sie erfolgreich abnehmen und gleichzeitig noch etwas Gutes für die Gesundheit tun. Schon nach einer Woche sind bessere Blutwerte zu verzeichnen. Bluthochdruck lässt nach. Der Bauch wird schon flacher. Blähungen hören auf und Fett wird abgebaut. Und das alles ohne strikte Kalorienvorgabe. Noch dazu sparen Sie bei dieser Methode Zeit und Geld, denn Sie müssen weniger Speisen zubereiten und kaufen und können die Snacks weglassen.

Bei dieser Art des intermittierenden Fastens handelt es sich um eine der einfachsten Diäten überhaupt, denn die Methode kann flexibel an den Alltag angepasst werden.

Die Ernährungsform passt sich Ihrem Leben an und nicht umgekehrt.

Auch auf lange Sicht wird die kardiovaskuläre Gesundheit signifikant verbessert. Der Blutzuckerspiegel wird reguliert und saniert. Sogar Tumorzellen können eliminiert werden. Dadurch, dass Sie lernen, Ihren Hunger zu kontrollieren und Gewicht verlieren, werden Sie sich ganz neu kreieren und jeden Bissen neu genießen. Sie tun Ihrem Körper etwas Gutes und spüren nach Tagen schon die ersten Erfolge.

10 ULTIMATIVE TIPPS, UM DEN STOFFWECHSEL ANZUREGEN UND LÄSTIGES BAUCHFETT LOSZUWERDEN

Der Stoffwechsel ist mehr als nur Magen, Darm und Verdauung. Unter Stoffwechsel versteht man alle biochemischen Vorgänge, die in den Zellen ablaufen. Dazu gehören die Aufnahme von Nährstoffen, die Versorgung des Organismus mit Energie sowie der Abtransport von Abfallstoffen. Ein guter Stoffwechsel hat auch Einfluss auf das Körpergewicht, denn er hilft, Fett zu verbrennen. Menschen mit einem trägen Stoffwechsel hingegen nehmen leichter zu und haben größere Schwierigkeiten mit dem Abnehmen.

Trinken regt den Stoffwechsel an und erhöht den Grundumsatz. Deswegen mindestens zwei Liter am Tag trinken. Trinkt man ein Glas Wasser vor der Mahlzeit, so hat das den erfreulichen Nebeneffekt, dass man auch weniger isst. Das kann zu mehr Gewichtsverlust führen. Achten Sie auf versteckte Kalorien in Getränken während der Essensphase: zuckerhaltige Getränke, Alkohol und Fruchtsäfte haben viele Kalorien. Tauschen Sie diese aus.

Zum Stoffwechsel ankurbeln und Fett verbrennen sollten Sie auf fetthaltige Lebensmittel verzichten und mehr proteinreiche und pflanzliche Nahrungsmittel zu sich nehmen. Diese halten auch länger satt und enthalten gesunde Ballaststoffe. Außerdem hilft eine gute, sättigende, ausgewogene Ernährung, Heißhungerattacken zu vermeiden. Gemüse ist sehr gesund und kalorienarm.

Besonders empfehlenswert sind Spinat, rote Linsen, Apfel, Spargel und Ingwer. Obst ist zwar gesund, sollte jedoch nur in Maßen genossen werden, da es sehr zuckerhaltig ist. Den Stoffwechsel können Sie auch mit der Ernährung pushen: Besonders zu empfehlen sind Avocado, Blaubeeren, Blumenkohl, Erdbeeren, Erdmandeln, Kartoffeln und Süßkartoffeln, Mandeln und Walnüsse, Tomaten, Wildlachs und Zimt.

Zusätzlich zur normalen Ernährung sollten Sie auf Nahrungsmittel zurückgreifen, die eine Gewichtsreduktion unterstützen. So wirkt grüner Tee erwiesenermaßen appetithemmend und ist während der Körperfettreduktion zu empfehlen.

Bauchfett verlieren ohne Sport geht. Mit Sport geht es jedoch leichter, effizienter und gesünder. Achten Sie auf ein leichtes Kaloriendefizit um Heißhungerattacken und einen Jo-Jo-Effekt zu vermeiden.

Um Bauchfett zu verbrennen und den Stoffwechsel anzuregen wirkt Sport treiben unterstützend und fördernd. Hier sollte man ein gutes Workout ausarbeiten. Dieses sollte sich auf den ganzen Körper beziehen und nicht nur auf die lästige Bauchregion. Hier haben sich Kniebeugen, Burpees und Ausfallschritt bewährt, um die Fettdepots anzugreifen. Außerdem können Sie sich nach dem sogenannten High-intensity interval training erkundigen. Hierbei wird abwechselnd auf höchster Intensitätsstufe und dann wieder in lockerer Haltung trainiert.

Man kann sportliche Betätigung auch schön in den Alltag integrieren. Benutzen Sie die Treppe statt dem Fahrstuhl und wenn es geht das Fahrrad. Auch sportliche Spaziergänge wie Walking haben positiven Nutzen.

Wenn man nachdrücklich Fett verlieren möchte, dann sollte das sportliche Training jedoch den gesamten Körper mit einbeziehen und nicht nur die Bauchregion.

Beim Krafttraining und durch das sich einstellende Muskelwachstum wird der Grundumsatz, also der tägliche Energiebedarf gesteigert. Das hat den positiven Effekt, dass Sie auch mehr Energie verbrauchen, selbst wenn der Körper in Ruhestellung ist.

Die Gewichtsreduktion sollte beim Intervallfasten ein langfristiges Ziel sein. Nicht mehrere Kilo Fettabbau in wenigen Wochen. Ein realistisches, gesundes Ziel sind 0,5 Kilogramm pro Woche. Auch dieses wirkt dem Jo-Jo-Effekt entgegen. Die 16:8 Methode ist keine Crashdiät.

Und schließlich ist ein tiefer, erholsamer Schlaf eine wunderbare Art, den Stoffwechsel anzukurbeln. Schlechtes Schlafverhalten führt zu Übergewicht und wirkt sich negativ auf den Stoffwechsel aus. Ein erhöhter Blutzuckerspiegel und nicht selten Insulinresistenz sind die Folge. Außerdem wird das Hungerhormon Ghrelin angeregt. Sorgen Sie also für eine zusammenhängende Tiefschlafphase besonders in den ersten drei Stunden Ihres Schlafes, damit die neue Ernährungsform voll und ganz wirken kann.

REZEPTÜBERSICHT

FRÜHSTÜCK

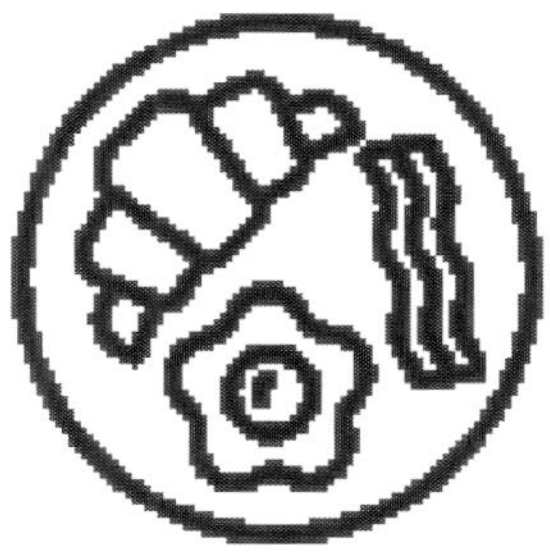

OMELETT MIT FRISCHKÄSE

Portionen: 2 | Zubereitungszeit: 15 Min

Nährwerte pro Portion: 150 kcal | 11 g Fett | 1 g Kohlenhydrate | 12 g Eiweiß

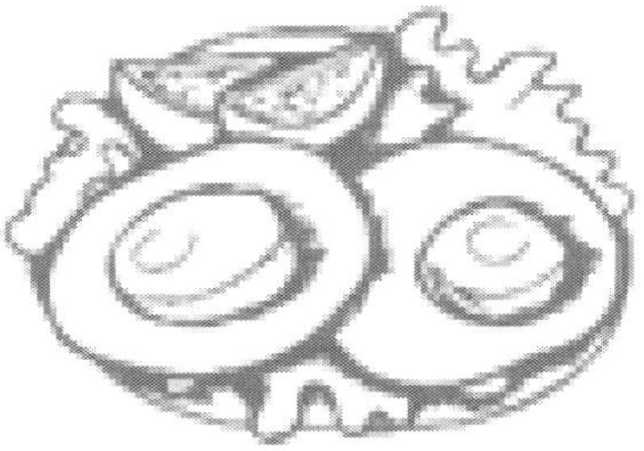

Zutaten:

- 2 Eier
- 2 EL Milch
- 4 EL körniger Frischkäse
- 1 TL Olivenöl
- Salz und Pfeffer

Zubereitung:

1.	Das Ei in eine Schale schlagen und mit einer Gabel verquirlen.
2.	Mit etwas Salz und Pfeffer würzen und die Milch kräftig unterrühren.
3.	Den Frischkäse ebenfalls unterheben, dann eine kleine beschichtete Pfanne mit etwas Öl erhitzen.
4.	Aus der Eiermasse zwei gleich große Omeletts braten.
5.	Den Schnittlauch waschen, trocken schütteln und fein hacken. Das Omelett zum Servieren it frischem Schnittlauch bestreuen.

Guten Appetit!

KNUSPRIGES MÜSLI MIT ERDBEEREN

Portionen: 2 | Zubereitungszeit: 15 Min

Nährwerte pro Portion: 235 kcal | 7 g Fett | 30 g Kohlenhydrate | 11 g Eiweiß

Zutaten:

- 200 g Erdbeeren
- 10 g Buchweizen, gepufft
- 1 EL Mandelplättchen
- 50 g Haferflocken
- 150 g Joghurt
- 1 TL Honig
- 1 EL Maulbeere, getrocknet

Zubereitung:

1.	Die Erdbeeren waschen und klein schneiden.
2.	Die Haferflocken mit den Mandelplättchen in eine beschichtete Pfanne geben und einige Minuten gleichmäßig rösten.
3.	Die Maulbeeren halbieren.
4.	Buchweizen, Mandelplättchen, Haferflocken und Maulbeeren in einer Schale vermischen.
5.	Den Joghurt in zwei Schalen füllen und das Müsli darüber verteilen.
6.	Dann mit Erdbeeren bestreuen und zum Abschluss mit Honig süßen.

Guten Appetit!

BROT MIT AVOCADO UND GURKE

Portionen: 2 | Zubereitungszeit: 10 Min

Nährwerte pro Portion: 260 kcal | 12 g Fett | 34 g Kohlenhydrate | 5 g Eiweiß

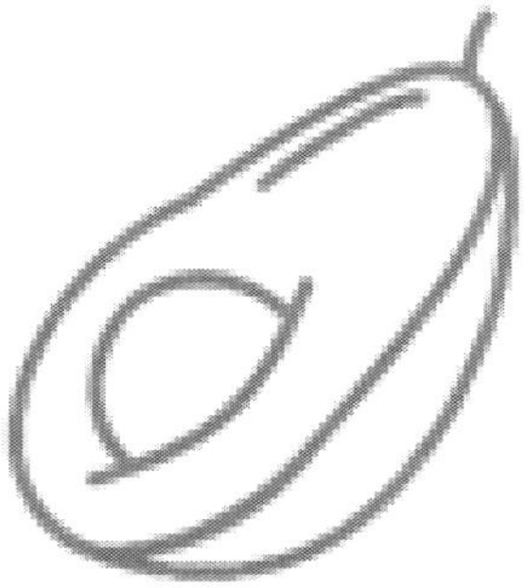

Zutaten:

- 1 TL Schnittlauch, gehackt
- 2 EL Frischkäse
- ½ Avocado
- 2 Scheiben Roggenbrot
- 1 Stück Gurke
- Salz und Pfeffer

Zubereitung:

1.	Das Brot auf zwei Teller legen und gleichmäßig mit Frischkäse bestreichen.
2.	Die Gurke waschen, schälen und in feine Scheiben schneiden.
3.	Die Avocado halbieren, den Stein mit einem Löffel oder Messer entfernen und anschließend in gleichmäßige Streifen schneiden.
4.	Die Brote gleichmäßig mit Gurke belegen, dann die Avocado darauf legen.
5.	Den Schnittlauch waschen, trocken schütteln und fein hacken.
6.	Die Brote mit Schnittlauch bestreuen, sowie mit etwas Salz und frisch gemahlenem Pfeffer.

Guten Appetit!

BROT MIT CREMIGER CHILIPASTE

Portionen: 2 | Zubereitungszeit: 10 Min

Nährwerte pro Portion: 260 kcal | 12 g Fett | 35 g Kohlenhydrate | 5 g Eiweiß

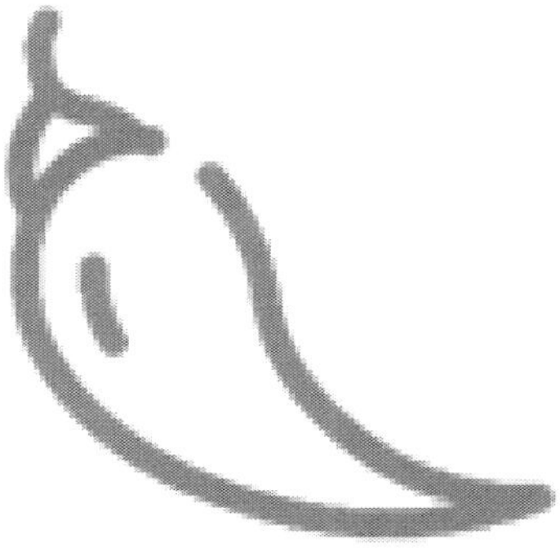

Zutaten:

- 3 EL Frischkäse
- ½ Chilischote
- 3 EL Quark
- 2 Scheiben Roggenbrot
- 1 TL Honig
- 1 Prise Paprika, edelsüß
- 1 Kiwi
- 1 EL Schnittlauch, gehackt
- Salz und Pfeffer

Zubereitung:

1.	Die Chilischote der Länge nach halbieren und die Kerne herauskratzen. Dann in ser feine Ringe schneiden.
2.	Chili, Joghurt, Quark, Pfeffer und Salz zu einer Paste verrühren.
3.	Das Brot auf zwei Teller verteilen und mit der Chilicreme bestreichen.
4.	Die Kiwi schälen und in Scheiben schneiden. Dann gleichmäßig auf die Brote legen und mit etwas Honig süßen.
5.	Den Schnittlauch waschen, trocknen und mit einem scharfen Messer gleichmäßig fein hacken. Zum Servieren auf die Brote streuen.

Guten Appetit!

KNÄCKEBROT MIT PUTENBRUST

Portionen: 2 | Zubereitungszeit: 10 Min

Nährwerte pro Portion: 200 kcal | 6 g Fett | 25 g Kohlenhydrate | 9 g Eiweiß

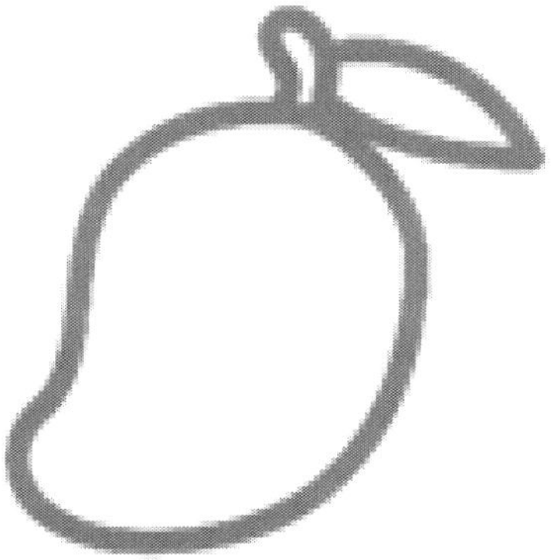

Zutaten:

- 4 Scheiben Putenbrust
- 4 Scheiben Vollkornknäckebrot
- 1 EL Quark
- 2 EL Frischkäse
- 100 g Mango
- 2 Radieschen
- Pfeffer

Zubereitung:

1.	Jeweils zwei Scheiben Brot auf einen Teller legen.
2.	In einer schale den Frischkäse mit dem Quark verrühren.
3.	Die Quarkmischung gleichmäßig auf das Brot schmieren und mit jeweils einer Scheibe Putenbrust belegen.
4.	Die Radieschen waschen und mit einem scharfen Messer in feine Scheiben schneiden. Mit der Mango ebenso verfahren.
5.	Radieschen und Mango ebenfalls auf die Brote legen und zum Servieren mit etwas Pfeffer bestreuen.

Guten Appetit!

TROPISCHES APFELMUS MIT MANDARINE

Portionen: 2 | Zubereitungszeit: 10 Min

Nährwerte pro Portion: 215 kcal | 9 g Fett | 27 g Kohlenhydrate | 5 g Eiweiß

Zutaten:

- 1 Apfel
- ½ Papaya
- 2 EL Sonnenblumenkerne
- ½ Zitrone
- 1 Mandarine

Zubereitung:

1.	Die Papaya und die Mandarine schälen und in kleine Würfel schneiden.
2.	Den Apfel halbieren, das Kerngehäuse entfernen und anschließend in feine Stifte raspeln.
3.	Die Sonnenblumenkerne in einer kleinen, beschichteten Pfanne rösten.
4.	Das Obst vermischen und mit etwas Zitronensaft säuern.
5.	In zwei Schalen füllen und mit den Sonnenblumenkernen bestreuen.

Guten Appetit!

MITTAG

GEBRATENE PUTE MIT PAPRIKA

Portionen: 2 | Zubereitungszeit: 20 Min

Nährwerte pro Portion: 295 kcal | 10 g Fett | 9 g Kohlenhydrate | 39 g Eiweiß

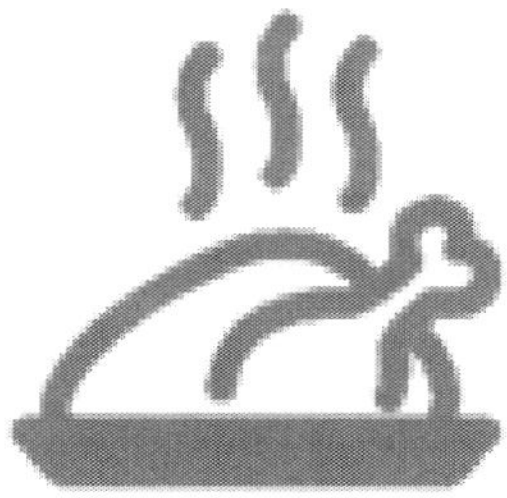

Zutaten:

- 3 kleine Paprika (gelb, grün, rot)
- 1 Zweig Thymian
- 300 g Putenbrust
- ½ kleine Zwiebel
- 2 EL Gemüsebrühe
- 1 Knoblauchzehe
- 1 EL Öl
- Salz und Pfeffer

Zubereitung:

1.	Das Fleisch säubern und in Streifen schneiden.
2.	Knoblauch und Zwiebel schälen und in kleine Würfel schneiden. Den Thymian waschen und trocken schütteln, dann die Blättchen abzupfen.
3.	Das Fleisch in einer Pfanne in etwas Öl knusprig braten und nach einigen Minuten den Thymian, sowie die Zwiebel und den Knoblauch hinzugeben.
4.	In der Zwischenzeit die Paprika waschen, das Kerngehäuse heraustrennen und in feine Streifen schneiden.
5.	Das Fleisch mit der Brühe ablöschen und die Paprika unterheben.
6.	Einige Minuten alles gemeinsam dünsten lassen und abschließend mit Salz und Pfeffer würzen.

Guten Appetit!

BLUMENKOHLCURRY MIT KICHERERBSEN

Portionen: 2 | Zubereitungszeit: 25 Min

Nährwerte pro Portion: 300 kcal | 17 g Fett | 19 g Kohlenhydrate | 15 g Eiweiß

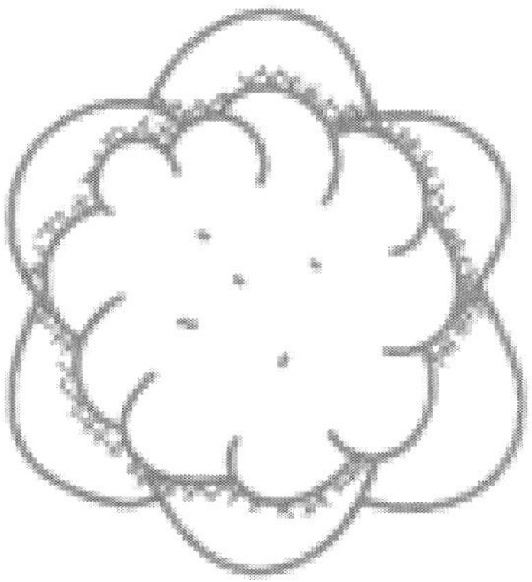

Zutaten:

- ½ kleine Zwiebel
- 125 g Kichererbsen
- 75 ml Gemüsebrühe
- 1 EL Mandeln
- 2 EL Joghurt
- 50 g Spinat
- 400 g Blumenkohl
- 1 EL Öl
- 3 Zweige Koriander
- 1 Prise Kumin
- 1 Prise Kurkuma
- ½ TL Curry
- Salz und Pfeffer

Zubereitung:

1.	Den Blumenkohl waschen, in Röschen schneiden und einige Minuten in Salzwasser kochen lassen.
2.	Währenddessen die Zwiebel schälen und in kleine Würfel schneiden.
3.	Das Öl in einer Pfanne erhitzen und die Zwiebel darin einige Minuten dünsten.
4.	Mit Kurkuma, Kumin und Curry würzen, dann mit der Gemüsebrühe ablöschen.
5.	Die Kichererbsen abgießen und gründlich abspülen. Dann in die Pfanne geben und den Spinat ebenfalls hinzufügen.
6.	Den Blumenkohl abgießen und in das Curry rühren.
7.	Den Koriander waschen und die Blättchen abzupfen.
8.	Das Curry in zwei Schalen füllen und jeweils einen Löffel Joghurt hinzugeben.
9.	Die Mandeln in einer Pfanne rösten und dann mit einem Messer hacken.
10.	Das fertige Curry mit Mandeln und Koriander garnieren.

Guten Appetit!

BLUMENKOHLPUFFER MIT JOGHURT

Portionen: 2 | Zubereitungszeit: 25 Min

Nährwerte pro Portion: 295 kcal | 10 g Fett | 28 g Kohlenhydrate | 18 g Eiweiß

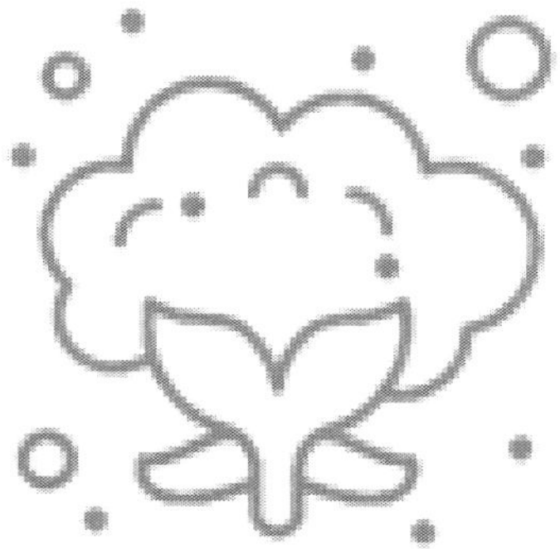

Zutaten:

- 2 EL Semmelbrösel
- 300 g Blumenkohl
- 1 TL Olivenöl
- 40 g Schafskäse
- 22 g Haferflocken
- 1 Frühlingszwiebel
- 1 TL Zitronensaft
- ½ Ei
- 1 Zweig Thymian
- 4 EL Joghurt
- 1 EL Quark
- 4 Blätter Minze
- Salz und Pfeffer

Zubereitung:

1.	Den Blumenkohl waschen, in Röschen schneiden und anschließend etwa 9 Minuten in Salzwasser kochen, bis er weich ist. Das Wasser abgießen und den Kohl abtropfen lassen.
2.	Die Haferflocken mit den Semmelbröseln, dem Käse, Quark, Ei, sowie Salz und Pfeffer in eine Schale füllen und verrühren. Den Blumenkohl hinzufügen und mit einer Gabel zerdrücken, bis alles eine homogene Masse ergibt.
3.	Etwas Öl in einer beschichteten Pfanne erhitzen und die Blumenkohlmasse darin zu Puffern braten. Nach einigen Minuten wenden, damit sie von beiden Seiten goldbraun und knusprig werden.
4.	In der Zwischenzeit die Minzblätter waschen und in feine Streifen schneiden. Dann mit dem Joghurt verrühren und beiseite stellen.
5.	Die Puffer auf zwei Tellern verteilen und mit Joghurt servieren. Zum Garnieren mit etwas Thymian bestreuen.

Guten Appetit!

MÖHREN-NUDELN MIT RAUKE

Portionen: 2 | Zubereitungszeit: 30 Min

Nährwerte pro Portion: 270 kcal | 19 g Fett | 14 g Kohlenhydrate | 10 g Eiweiß

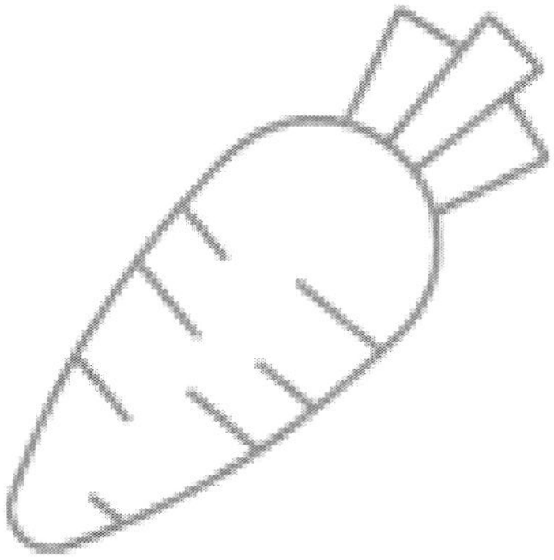

Zutaten:

- 400 g Möhren
- 1 EL Olivenöl
- 1 handvoll Rauke
- 2 TL Parmesan
- 5 Blätter Basilikum
- 4 EL Gemüsebrühe
- 125 g Cherrytomaten
- 2 TL Pinienkerne
- 1 Zweig Oregano
- Salz und Pfeffer

Zubereitung:

1.	Die Möhren schälen und mit einem Sparschäler zu Nudeln schneiden. Dann in einer Pfanne in etwas Öl anrösten.
2.	Mit der Brühe ablöschen und kurz dünsten lassen. Die Tomaten waschen und ebenfalls in die Pfanne geben. Gleichmäßig unterheben.
3.	Die Pinienkerne in einer kleinen Pfanne rösten und beiseite stellen.
4.	Den Oregano zu den Möhren geben und den Parmesan reiben.
5.	Die Möhren-Nudeln auf zwei Teller verteilen und die Rauke darauf verteilen.
6.	Zum Servieren mit Basilikum garnieren und mit den gerösteten Pinienkernen, sowie dem geriebenen Parmesan bestreuen.

Guten Appetit!

HÄHNCHENGESCHNETZELTES MIT BROKKOLI UND PILZEN

Portionen: 2 | Zubereitungszeit: 30 Min

Nährwerte pro Portion: 265 kcal | g Fett | 7 g Kohlenhydrate | 43 g Eiweiß

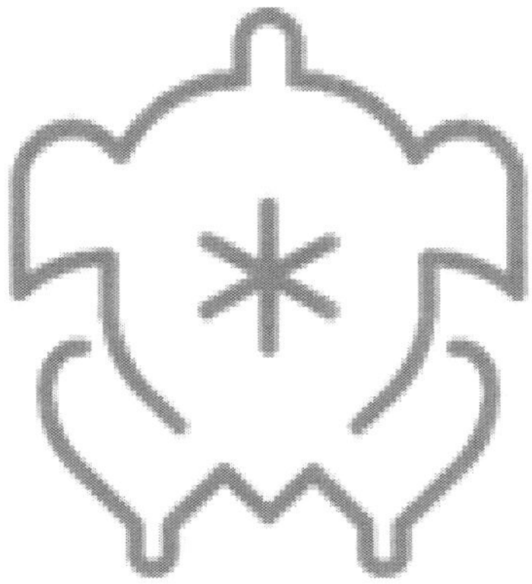

Zutaten:

- 250 g Brokkoli
- 250 g Hähnchenbrust
- 2 EL Milch
- 1 Prise Chiliflocken
- 2 EL Frischkäse
- 300 g Champignons
- ½ Zwiebel
- 1 Knoblauchzehe
- 1 EL Olivenöl
- Salz und Pfeffer

Zubereitung:

1.	Den Brokkoli waschen, in Röschen schneiden und einige Minuten in Salzwasser kochen.
2.	Währenddessen das Fleisch säubern, in Streifen schneiden und in einer Pfanne in Öl kräftig anbraten.
3.	Die Champignons säubern und in Scheiben schneiden. Die Zwiebel und die Knoblauchzehe schälen und in feine Würfel schneiden.
4.	Pilze, Zwiebel und Knoblauch in die Pfanne zu dem Hähnchen geben und gleichmäßig unterheben.
5.	Einige Minuten dünsten lassen, dann die Chiliflocken hinzugeben und den Frischkäse, sowie die Milch unterrühren.
6.	Den Brokkoli vorsichtig in die Pfanne legen und umrühren.
7.	Mit Salz und Pfeffer würzen und heiß genießen.

Guten Appetit!

GEMÜSESALAT MIT SÜSSKARTOFFELN

Portionen: 2 | Zubereitungszeit: 25 Min

Nährwerte pro Portion: 450 kcal | 15 g Fett | 60 g Kohlenhydrate | 9 g Eiweiß

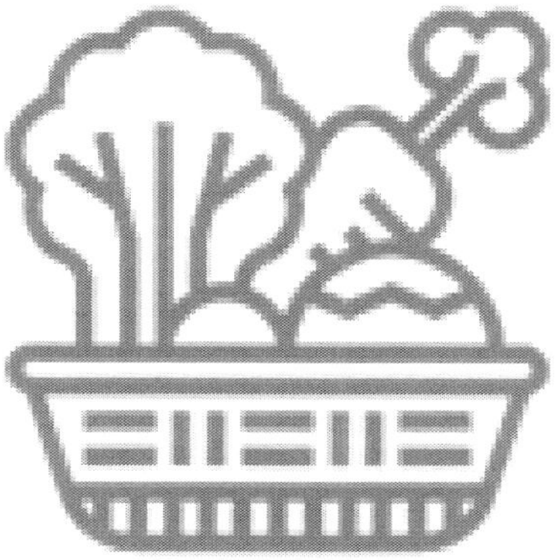

Zutaten:

- ½ Zwiebel
- 1 Knoblauchzehe
- 400 g Süßkartoffel
- 300 g Aubergine
- 1 Stück Ingwer
- 1 Prise Chiliflocken
- 1 EL Zitronensaft
- 1 Paprika
- 50 g Feldsalat
- 1 EL Öl
- 1 Prise Kumin
- 1 Prise Koriander
- Salz und Pfeffer

Zubereitung:

1.	Den Knoblauch und die Zwiebel schälen und anschließend in kleine Würfel schneiden.
2.	Die Aubergine waschen, die Enden entfernen und in Würfel schneiden. Die Süßkartoffel schälen und ebenfalls in Würfel schneiden.
3.	Süßkartoffel und Aubergine in einer großen Pfanne in Öl dünsten, dann die Zwiebel und den Knoblauch hinzugeben.
4.	Den Ingwer schälen und raspeln, dann in die Pfanne zu den anderen Zutaten geben.
5.	Die Paprika waschen, mit einem scharfen Messer halbieren, die Kerne entfernen und anschließend die Hälften in feine Streifen schneiden.
6.	Den Pfanneninhalt mit Koriander, Kumin, Salz und Pfeffer würzen und wenden.
7.	Aus der Pfanne nehmen und in einer Schüssel abkühlen lassen.
8.	Mit Zitronensaft beträufeln und anschließend den Feldsalat unterheben.

Guten Appetit!

KICHERERBSEN-SALAT

Portionen: 2 | Zubereitungszeit: 20 Min

Nährwerte pro Portion: 200 kcal | 11 g Fett | 19 g Kohlenhydrate | 7 g Eiweiß

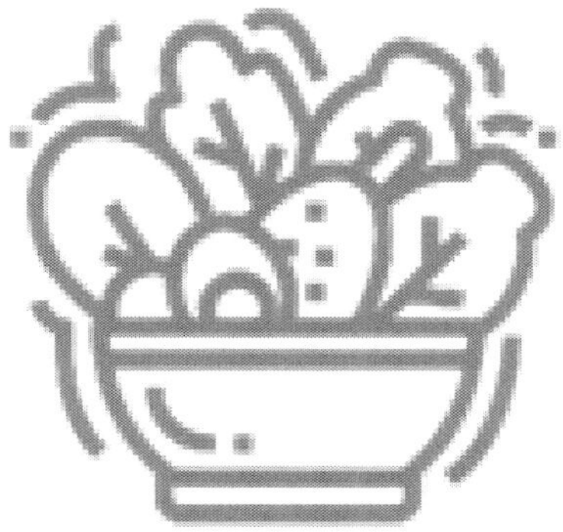

Zutaten:

- 125 g Kichererbsen
- 1 Chilischote
- 1 Prise Curry
- 1 Möhre
- 1 Knoblauchzehe
- ¼ Zwiebel
- 2 EL Avocado
- 1 TL Limettensaft
- 4 Zweige Petersilie
- 1 Stück Gurke
- 1 Prise Kumin
- 2 TL Olivenöl
- 1 TL Honig
- Salz und Pfeffer

Zubereitung:

1.	Die Kichererbsen abtropfen lassen und anschließend in einer Pfanne gemeinsam mit einem Teelöffel Öl rösten. Die Gewürze hinzugeben.
2.	Die Chilischote halbieren, die Kerne herauskratzen und anschließend die Schote in feine Streifen schneiden.
3.	Knoblauch und Zwiebel schälen und würfeln.
4.	Chili, Zwiebel und Knoblauch in die Pfanne geben und einige Minuten mit den Kichererbsen dünsten.
5.	In der Zwischenzeit die Gurke waschen und in Scheiben schneiden.
6.	Die Möhre schälen und in feine Streifen schneiden. Einige Sekunden in der Pfanne mit den Kichererbsen wenden. Dann alles aus der Pfanne nehmen und in eine Schüssel füllen.
7.	Die Gurke unterheben und den Salat mit Limettensaft beträufeln.
8.	Die Avocado entsteinen und in Würfel schneiden. Die Petersilie waschen, trocken schütteln und fein hacken.
9.	Den Salat in zwei Schalen füllen und mit Avocado, sowie gehackter Petersilie bestreuen.

Guten Appetit!

ABEND

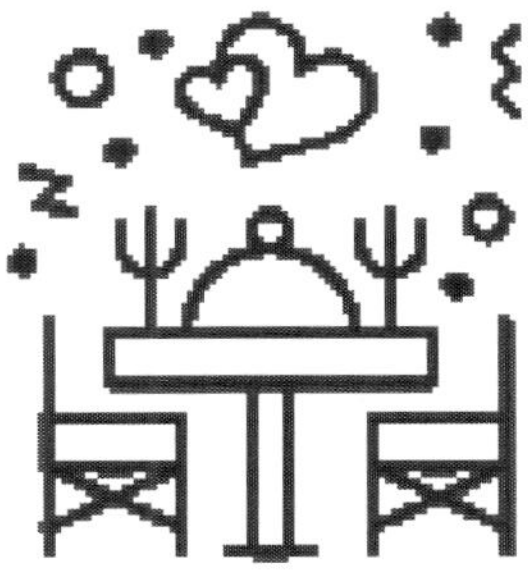

HIRSESALAT MIT TOMATE UN GURKE

Portionen: 2 | Zubereitungszeit: 40 Min

Nährwerte pro Portion: 295 kcal | 12 g Fett | 40 g Kohlenhydrate | 5 g Eiweiß

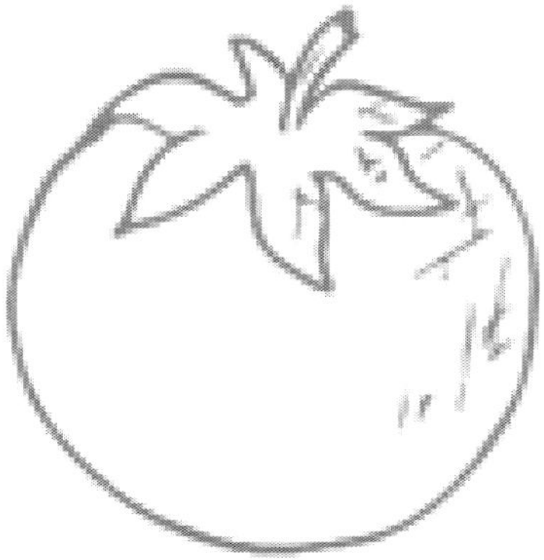

Zutaten:

- 2 Tomaten
- 1 kleine Gurke
- 100 g Hirse
- 1 EL Zitronensaft
- 4 Zweige Petersilie
- 2 EL Olivenöl
- 1 Prise Chiliflocken
- Salz und Pfeffer

Zubereitung:

1.	Die Hirse gut waschen und anschließend in Salzwasser kochen, bis sie gar ist.
2.	In der Zwischenzeit die Tomaten waschen, in Würfel schneiden und in einer Schüssel beiseite stellen.
3.	Die Gurke schälen und in Scheiben schneiden.
4.	Die Petersilie waschen, trocken schütteln und mit einem scharfen Messer hacken.
5.	Die Hirse abgießen und etwas abkühlen lassen. Dann zu der Gurke und den Tomaten in die Schüssel geben und vorsichtig unterheben.
6.	Den Salat mit Salz, Pfeffer, Zitronensaft und Öl würzen.
7.	In zwei Schalen füllen und zum Servieren mit gehackter Petersilie garnieren.

Guten Appetit!

EI MIT APFEL UND KOHLRABI

Portionen: 2 | Zubereitungszeit: 20 Min

Nährwerte pro Portion: 260 kcal | 10 g Fett | 30 g Kohlenhydrate | 15 g Eiweiß

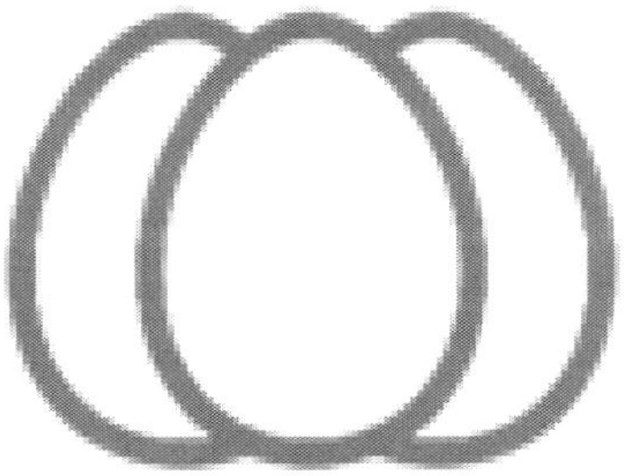

Zutaten:

- 2 Eier
- 2 EL Zitronensaft
- 1 Apfel
- 1 Kohlrabi
- 2 EL Mandelplättchen
- 130 g Joghurt
- Salz und Pfeffer

Zubereitung:

1.	Die Eier in einem Topf mit kochendem Wasser köcheln lassen, bis sie hart sind. Dies dauert etwa 10 Minuten.
2.	In der Zwischenzeit den Kohlrabi waschen, schälen und in feine Scheiben hobeln. Den Apfel halbieren, das Kerngehäuse entfernen und dann in feine Spalten schneiden.
3.	Den Joghurt mit Zitronensaft verrühren und in zwei Schalen füllen. Den Kohlrabi und den Apfel darauf verteilen.
4.	Die Eier abschrecken, pellen und in Viertel schneiden. Dann in die beiden Schalen verteilen.
5.	Zum Servieren mit Mandelplättchen bestreuen und mit etwas Salz und Pfeffer würzen.

Guten Appetit!

VEGETARISCHE PILZPFANNE

Portionen: 2 | Zubereitungszeit: 30 Min

Nährwerte pro Portion: 230 kcal | 10 g Fett | 10 g Kohlenhydrate | 22 g Eiweiß

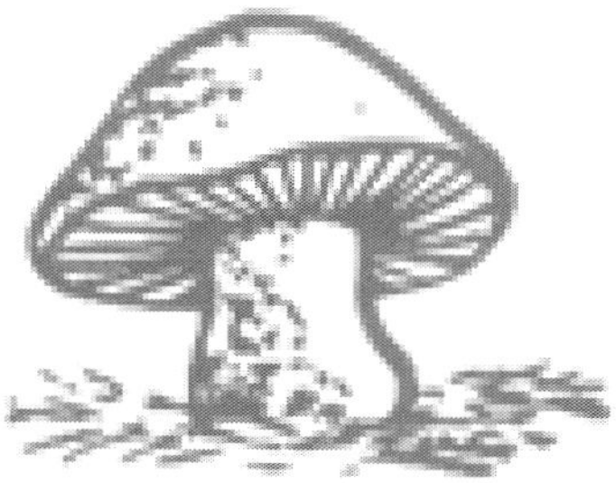

Zutaten:

- 4 Zweige Petersilie
- 1 TL Dijonsenf
- 1 EL Zitronensaft
- 200 g Tofu
- 1 Knoblauchzehe
- 300 g Pilze nach Wahl
- 1 EL Öl
- 100 ml Orangensaft
- 1 Prise Chiliflocken
- Salz und Pfeffer

Zubereitung:

1.	Den Tofu in Würfel schneiden und in eine Schüssel füllen. Aus Orangensaft, Senf, Chiliflocken, Salz und Pfeffer eine Marinade rühren und die Tofuwürfel darin wälzen.
2.	Die Knoblauchzehe schälen und in feine Würfel schneiden.
3.	Die Pilze säubern und in Streifen schneiden. Anschließend in einer Pfanne mit Öl dünsten. Nach einigen Minuten den Knoblauch hinzugeben und gut wenden.
4.	Die Pilze in eine Schüssel füllen und dort mit den Tofuwürfeln vermischen. Mit Zitronensaft beträufeln.
5.	Die Petersilie waschen, trocken schütteln und mit einem scharfen Messer hacken.
6.	Die Pilzpfanne in zwei Schalen füllen und zum Servieren mit gehackter Petersilie bestreuen.

Guten Appetit!

GEFÜLLTER KOHLRABI

Portionen: 2 | Zubereitungszeit: 30 Min

Nährwerte pro Portion: 250 kcal | 5 g Fett | 30 g Kohlenhydrate | 22 g Eiweiß

Zutaten:

- 2 Frühlingszwiebeln
- 500 g Kohlrabi
- 250 ml Gemüsebrühe
- 40 g Amaranth
- 100 g Ziegenkäse
- 150 g Tomaten
- 2 TL Schnittlauch, gehackt
- Salz und Pfeffer

Zubereitung:

1.	Die Gemüsebrühe in einen Topf geben und zum Kochen bringen. Den Kohlrabi schälen und in den Topf mit der Brühe legen. Etwa 20 Minuten garen lassen.
2.	In der Zwischenzeit die Tomaten häuten und in kleine Würfel schneiden. Die Frühlingszwiebel waschen und in feine Ringe schneiden.
3.	Etwas Brühe in einen kleinen Topf geben und den Amaranth darin gar kochen.
4.	Den Kohlrabi aus dem Wasser nehmen, einen Deckel abschneiden und anschließend den Kohlrabi mit einem Löffel vorsichtig aushöhlen.
5.	Die Frühlingszwiebel gemeinsam mit den Tomaten, dem Käse und dem Amaranth mischen und leicht würzen.
6.	In den Kohlrabi füllen und mit dem Deckel zudecken.
7.	In eine Form setzen und etwas Brühe darum gießen. Im Ofen bei 180 Grad Celsius etwa 15 Minuten backen.
8.	Zum Servieren mit frisch gehacktem Schnittlauch bestreuen.

Guten Appetit!

BLUMENKOHL MIT GURKEN-WRAPS

Portionen: 2 | Zubereitungszeit: 40 Min

Nährwerte pro Portion: 245 kcal | 15 g Fett | 20 g Kohlenhydrate | 7 g Eiweiß

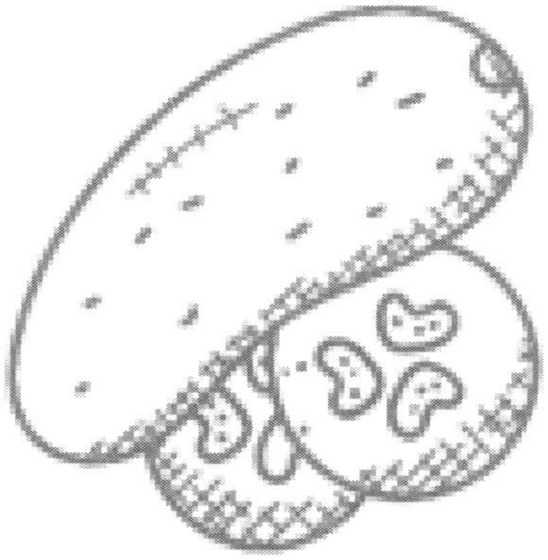

Zutaten:

- ½ Stange Sellerie
- ½ Paprika
- ½ Möhre
- 300 g Gurke
- 1 Prise Kumin
- 1 Prise Zimt
- 2 EL Sprossen nach Wahl
- ½ Blumenkohl
- 3 Zweige Petersilie
- 1 Prise Chiliflocken
- 2 EL Schafskäse
- 1 TL Zitronensaft
- 1 TL Öl
- Salz und Pfeffer

Zubereitung:

1.	Den Blumenkohl in Röschen teilen und in Salzwasser einige Minuten köcheln lassen.
2.	Währenddessen die Möhre schälen und in feine Stifte schneiden. Die Paprika waschen, das Kerngehäuse entfernen und in Streifen schneiden.
3.	Die Gurke waschen und der Länge nach in dünne Scheiben schneiden.
4.	Den Sellerie waschen und in dünne Streifen schneiden. Sellerie, Möhre, Sprossen und Paprika mit Kumin, Zimt, etwas Salz und Pfeffer würzen.
5.	Den Blumenkohl aus dem Wasser nehmen, abtropfen lassen und mit dem zerkrümelten Schafskäse, sowie Pfeffer vermischen.
6.	Die Gurke mit Gemüsemischung füllen und einrollen, mit einem kleinen Holzspieß fixieren.
7.	Die Petersilie waschen, trocken schütteln und fein hacken.
8.	Den Blumenkohl auf zwei Teller verteilen und die Gurken-Wraps darauflegen. Mit Zitronensaft und etwas Öl beträufeln.

Guten Appetit!

HÄHNCHENBRUST MIT LAUCH UND APFEL

Portionen: 2 | Zubereitungszeit: 35 Min

Nährwerte pro Portion: 290 kcal | 9 g Fett | 17 g Kohlenhydrate | 30 g Eiweiß

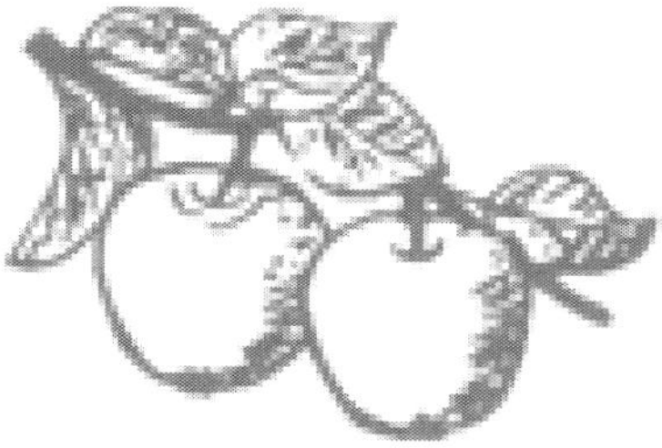

Zutaten:

- 2 EL Gemüsebrühe
- 200 g Hähnchenbrust
- 100 g Apfel
- 1 Stange Porree
- 1 EL Sesam
- 1 EL Olivenöl
- 1 EL Essig
- 1 Prise Paprikaplver, edelsüß
- ½ TL Senf
- ½ TL Honig
- 1 TL Zitronensaft
- Salz und Pfeffer

Zubereitung:

1.	Das Fleisch säubern und in einer Pfanne scharf anbraten. Anschließend in eine Ofenform legen und bei 180 Grad Celsius etwa 10 Minuten backen, bis das Fleisch gar ist.
2.	In der Zwischenzeit den Porree waschen und in feine Ringe schneiden. In einer Pfanne in etwas Olivenöl dünsten. Mit Gemüsebrühe ablöschen und kurz ziehen lassen.
3.	Den Apfel waschen, das Kerngehäuse entfernen und in feine Scheiben schneiden.
4.	Aus Essig, Öl, Senf, Honig, Zitronensaft, Paprikapulver, Salz und Pfeffer ein Dressing rühren.
5.	Das Dressing über den Porree gießen und verrühren.
6.	Den Porree auf zwei Teller aufteilen und mit Apfelscheiben bestreuen. Dann das Fleisch vorsichtig darauf legen und heiß servieren.

Guten Appetit!

SUPPE MIT SPINAT UND QUINOA

Portionen: 2 | Zubereitungszeit: 30 Min

Nährwerte pro Portion: 270 kcal | 7 g Fett | 35 g Kohlenhydrate | 13 g Eiweiß

Zutaten:

- 1 kleine Zwiebel
- 250 g Spinat
- 100 g Quinoa
- 250 ml Gemüsebrühe
- 1 TL Zitronensaft
- 2 EL Joghurt
- 1 Knoblauchzehe
- 100 g Knollensellerie
- Salz und Pfeffer

Zubereitung:

1.	Die Quinoa unter kochendem Wasser waschen, damit sie ihren bitteren Geschmack verliert. Dann in einem Topf in kochendem Salzwasser etwa 10 Minuten garen.
2.	Die Zwiebel und die Knoblauchzehe in kleine Würfel schneiden und in einer Pfanne in etwas Öl dünsten.
3.	Den Sellerie schälen und ebenfalls in kleine Würfel schneiden, dann in die Pfanne geben und kurz dünsten.
4.	Die Brühe in einem Topf zum Kochen bringen und den Spinat hineingeben. Einige Minuten köcheln lassen, dann den Pfanneninhalt hineingeben und gut umrühren.
5.	Die Quinoa abgießen und ebenfalls in den Topf zu der Suppe geben. Einige Teelöffel beiseite stellen.
6.	Die Suppe zu einer Creme pürieren, dann die Quinoa unterheben und etwas Zitronensaft hinein träufeln.
7.	In zwei Schalen füllen und den Joghurt hineingeben.

Guten Appetit!

28-TAGE ERNÄHRUNGSPLAN

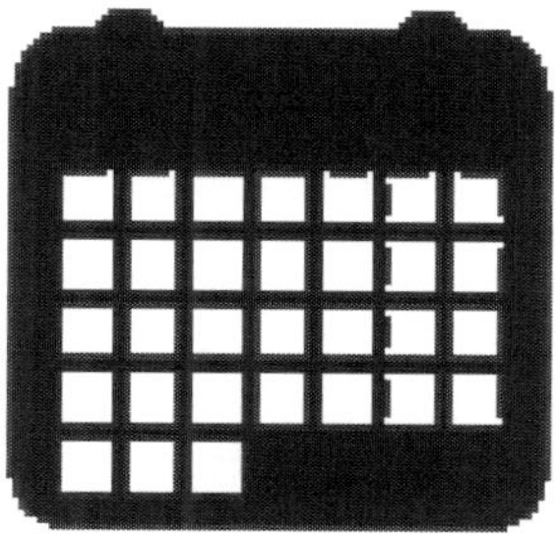

1. TAG

Frühstück: ***Omelett nach italienischer Art***

Portionen: 2 | Zubereitungszeit: 22 Min

Nährwerte pro Portion: 180 kcal | 12 g Fett | 4 g Kohlenhydrate | 10 g Eiweiß

Zutaten:

- 1 Zweig Basilikum
- 2 Eier
- 1 EL Olivenöl
- 2 Tomaten
- 1 EL Parmesan, gerieben
- 1 EL Milch
- Salz und Pfeffer

Zubereitung:

1.	Die Tomaten waschen, bei Bedarf schälen, dann den Strunk entfernen und in kleine Würfel schneiden.
2.	Die Basilikumblätter von dem Zweig zupfen, waschen und die Hälfte in feine Streifen schneiden. Die andere Hälfte zum Dekorieren beiseite legen.
3.	Etwas Öl in einer kleinen beschichteten Pfanne erhitzen und die Tomatenwürfel darin einige Minuten von allen Seiten dünsten.
4.	Dann mit etwas Salz und Pfeffer würzen, aus der Pfanne nehmen und in eine Schale füllen.
5.	Die Eier in eine kleine Schale schlagen und mit einer Gabel verquirlen. Die Milch unterrühren, dann die Tomatenwürfel und die geschnittenen Basilikumblätter hinzugeben und gut verrühren.
6.	Den Rest des Öls in die Pfanne gießen, die Hälfte der Eiermasse hinzugeben und beidseitig zu einem Omelett braten. Dabei die Hitze etwas herunterstellen, damit das Omelett gar wird, ohne anzubrennen.
7.	Mit der anderen Hälfte der Eiermasse ebenso verfahren. Dann servieren und mit Basilikum garnieren. Bei Bedarf nachwürzen.

Guten Appetit!

Mittag: ***Blumenkohlcurry mit Kichererbsen*** (p-35)

Abend: ***Vegetarische Pilzpfanne*** (p-51)

2. TAG

Frühstück: ***Brot mit Avocado und Gurke*** (p-28)

Mittag: ***Köstliche Hähnchenbrust mit Fenchel***

Portionen: 2 | Zubereitungszeit: 30 Min

Nährwerte pro Portion: 260 kcal | 7 g Fett | 9 g Kohlenhydrate | 40 g Eiweiß

Zutaten:

- 1 Möhre
- 300 g Hähnchenbrust
- 2 Frühlingszwiebeln
- 1 Fenchelknolle
- 100 ml Gemüsebrühe
- 4 Zweige Dill
- 1 Prise Fenchelkörner
- 1 EL Öl
- 1 Biozitrone
- Salz und Pfeffer

Zubereitung:

1.	Die Hähnchenbrust waschen, trocken tupfen und in einer Pfanne in Öl beidseitig kräftig anbraten.
2.	In der Zwischenzeit das Gemüse waschen, die Möhre schälen und anschließend Möhre und Fenchel in feine Streifen schneiden.
3.	Das Gemüse in eine Auflaufform legen und die Fenchelkörner darüber streuen.
4.	Das Fleisch darauf legen, die Zitrone in Scheiben schneiden und auf dem Fleisch verteilen.
5.	Die Gemüsebrühe anrühren und in die Auflaufform gießen.
6.	Im Ofen bei 180 Grad etwa 20 Minuten backen, dann mit Salz und Pfeffer abschmecken und servieren.
7.	Den Dill waschen, trocken schütteln und fein hacken. Zum Servieren über das fertige Gericht streuen.

Guten Appetit!

Abend: ***Suppe mit Spinat und Quinoa*** (p-59)

3. TAG

Frühstück: ***Tropisches Apfelmus mit Mandarine*** (p-31)
Mittag: ***Kichererbsen-Salat*** (p-45)
Abend: ***Zoodles mit Salat***

Portionen: 2 | Zubereitungszeit: 30 Min

Nährwerte pro Portion: 265 kcal | 19 g Fett | 10 g Kohlenhydrate | 10 g Eiweiß

Zutaten:

- 1 EL Olivenöl
- 1 große Zucchini
- 2 kleine Radicchio
- 1 EL Pinienkerne
- 1 EL Walnussöl
- 1 Biozitrone
- 1 Knoblauchzehe
- ½ Zwiebel
- Salz und Pfeffer

Zubereitung:

1.	Die Pinienkerne in einer Pfanne ohne Öl rösten, bis sich ihr Aroma entfaltet.
2.	Die Zucchini waschen und mit einem Sparschäler zu Nudeln schneiden.
3.	Zwiebel und Knoblauch schälen, fein hacken und beiseite stellen.
4.	Das Olivenöl in der Pfanne erhitzen, Zwiebel und Knoblauch kurz dünsten und dann die Zucchini-Nudeln in die Pfanne geben.
5.	Kurz wenden, dann die Pinienkerne unterheben. Die Schale von der Zitrone reiben und die Zucchini mit Salz, Pfeffer und Zitronenschale abschmecken.
6.	Den Radicchio waschen und in Streifen schneiden. Den Herd ausschalten und den Raddichio unter die Zucchini heben.
7.	Mit Walnussöl beträufeln und abschließend mit Salz und Pfeffer abschmecken.

Guten Appetit!

4. TAG

Frühstück: ***Knuspriges Müsli mit Erdbeeren*** (p-27)
Mittag: ***Gemüsesalat mit Süßkartoffeln*** (p-43)
Abend: ***Ei mit Apfel und Kohlrabi*** (p-50)

Snack: ***Tropischer Smoothie***

Portionen: 2 | Zubereitungszeit: 7 Min

Nährwerte pro Portion: 200 kcal | 5 g Fett | 35 g Kohlenhydrate | 3 g Eiweiß

Zutaten:

- 1 Banane
- 2 Mandarinen
- 1 Stück Ingwer
- 200 g Ananas
- 200 ml Mandelmilch
- 1 Prise Vanille

Zubereitung:

1.	Die Banane schälen, mit der Ananas und den Mandarinen ebenso verfahren.
2.	Den Ingwer schälen und grob in Scheiben schneiden.
3.	Alle Zutaten gemeinsam in einen Mixbecher füllen und pürieren, bis die gewünschte Konsistenz erreicht ist. Bei Bedarf einige Eiswürfel hinzufügen. Die Menge an Ingwer kann nach Belieben geändert werden.

Guten Appetit!

5. TAG

Frühstück: ***Kartoffel Tortilla mit Zuckermais***

Portionen: 2 | Zubereitungszeit: 30 Min

Nährwerte pro Portion: 280 kcal | 8 g Fett | 38 g Kohlenhydrate | 12 g Eiweiß

Zutaten:

- 1 Zweig Oregano
- 1 Zweig Thymian
- 150 g Brokkoli
- 300 g Kartoffeln
- 2 EL Milch
- 2 Eier
- 1 Dose Zuckermais
- 1 TL Olivenöl
- 150 ml Wasser
- Salz und Pfeffer

Zubereitung:

1.	Die Kartoffeln gründlich abwaschen und anschließend in breite Scheiben schneiden. Dabei nicht die Schale entfernen.
2.	Die Kartoffelscheiben in eine beschichtete Pfanne legen, das Wasser hinzugeben und mit etwas Salz bei geschlossenem Deckel etwa 15 Minuten garen lassen.
3.	Den Brokkoli in feine Röschen schneiden, den Mais aus der Dose nehmen und gut abtropfen lassen.
4.	Die Eier mit der Milch in einer Schale verquirlen.
5.	Den Deckel von der Pfanne nehmen, dann den Brokkoli und den Mais hinzugeben. Abschließend die Eiermasse darüber gießen.
6.	Beidseitig gleichmäßig braun braten, die Kräuter hacken und zum Servieren über die Tortilla streuen.
7.	Mit der anderen Hälfte der Eiermasse ebenso verfahren. Dann servieren und mit Basilikum garnieren. Bei Bedarf nachwürzen.

Guten Appetit!

Mittag: ***Hähnchengeschnetzeltes mit Brokkoli und Pilzen*** (p-41)

Abend: ***Gefüllter Kohlrabi*** (p-53)

6. TAG

Frühstück: ***Brot mit cremiger Chilipaste*** (p-29)

Mittag: ***Pangasiusfilet mit Fenchel***

Portionen: 2 | Zubereitungszeit: 25 Min

Nährwerte pro Portion: 150 kcal | 3 g Fett | 5 g Kohlenhydrate | 12 g Eiweiß

Zutaten:

- 1 Zwiebel
- 150 g Pangasiusfilet
- 1 Möhre
- 1 Fenchelknolle
- 3 Zweige Petersilie
- 1 Zitrone
- 1 EL Öl
- 50 ml Gemüsebrühe
- Salz und Pfeffer

Zubereitung:

1.	Den Fenchel, die Möhre und die Zwiebel schälen und in kleine Würfel schneiden.
2.	In einer tiefen Pfanne in Öl andünsten, dann die Gemüsebrühe hinzugeben und köcheln lassen.
3.	Den Fisch säubern, mit etwas Zitronensaft beträufeln und salzen.
4.	Dann vorsichtig auf das Gemüse legen und die Pfanne mit einem Deckel abdecken.
5.	Mit Pfeffer und Salz abschmecken, die Petersilie hacken und zum Servieren über das fertige Gericht streuen.

Guten Appetit!

Abend: ***Blumenkohl mit Gurken-Wraps*** (p-55)

7. TAG

Frühstück: ***Omelett mit Frischkäse*** (p-26)
Mittag: ***Möhren-Nudeln mit Rauke*** (p-39)
Abend: ***Linsensalat mit Apfel und Tofu***

Portionen: 2 | Zubereitungszeit: 35 Min

Nährwerte pro Portion: 290 kcal | 10 g Fett | 30 g Kohlenhydrate | 20 g Eiweiß

Zutaten:

- 100 g Apfel
- 100 g Linsen nach Wahl
- 1 Stange Sellerie
- ½ Apfel
- 1 Orange
- 1 EL Öl
- 1 EL Essig
- 3 Zweige Petersilie
- Salz und Pfeffer

Zubereitung:

1.	Die Linsen gründlich spülen und anschließend in Wasser gar kochen. Etwas Salz in den Topf geben.
2.	In der Zwischenzeit das fertige Tofu in Würfel schneiden und beiseite stellen.
3.	Aus Öl, Essig, Orangensaft, Salz und Pfeffer ein fruchtiges Dressing rühren.
4.	Den Sellerie waschen und in feine Streifen schneiden. Den Apfel waschen und in dünne Keile schneiden. Das Kerngehäuse entfernen.
5.	Das Wasser der Linsen abgießen und anschließend die Linsen, den Tofu und das Dressing in einer Schüssel vermischen. Etwas durchziehen lassen und lauwarm genießen.

Guten Appetit!

8. TAG

Frühstück: ***Knäckebrot mit Putenbrust*** (p-30)
Mittag: ***Blumenkohlpuffer mit Joghurt*** (p-37)
Abend: ***Suppe mit Spinat und Quinoa*** (p-59)
Snack: ***Brot mit Quark und Banane***

Portionen: 2 | Zubereitungszeit: 10 Min

Nährwerte pro Portion: 270 kcal | 5 g Fett | 45 g Kohlenhydrate | 10 g Eiweiß

Zutaten:

- 2 EL Pflaumenmus
- 2 Scheiben Roggenbrot
- 1 Banane
- 4 EL Quark

Zubereitung:

1.	Zwei Roggenbrotscheiben auf zwei keine Teller legen und mit Quark bestreichen.
2.	Die Banane schälen und in Scheiben schneiden.
3.	Jeweils einen Esslöffel Pflaumenmus auf dem Quark verteilen.
4.	Mit Bananenscheiben belegen und kalt genießen.

Guten Appetit!

9. TAG

Frühstück: ***Köstliche Eier mit Gemüse***

Portionen: 2 | Zubereitungszeit: 30 Min

Nährwerte pro Portion: 240 kcal | 14 g Fett | 15 g Kohlenhydrate | 12 g Eiweiß

Zutaten:

- 1 Knoblauchzehe
- 2 Eier
- ½ Zwiebel
- 1 EL Olivenöl
- 2 kleine rote Paprika
- 3 Tomaten
- ½ TL Zitronensaft
- 2 EL Frischkäse
- 1 TL Kapern
- 1 EL Petersilie, gehackt
- 1 Prise Kreuzkümmel
- 1 Prise Chiliflocken
- Salz und Pfeffer

Zubereitung:

1.	Etwas Wasser in einem Topf zum Kochen bringen, die Tomaten einige Sekunden hineinlegen und anschließend ihre Haut abziehen. Dann in Würfel schneiden und den Strunk entfernen.
2.	Die Paprika in Streifen schneiden, Zwiebel und Knoblauch schälen und anschließend in feine Würfel schneiden.
3.	Das Gemüse mit Salz und Pfeffer würzen und anschließend in einer beschichteten Pfanne einige Minuten in Öl dünsten. Mit Kreuzkümmel und Chiliflocken abschmecken.
4.	Die Eier vorsichtig aufschlagen und in das Gemüse gleiten lassen, ohne dass sie dabei kaputt gehen.
5.	Bei zugedeckter Pfanne köcheln lassen, bis die Eier so gar sind, wie gewünscht.
6.	Den Frischkäse zerbröseln und über das Gemüse streuen.
7.	Die Petersilie waschen, trocken schütteln und dann fein hacken.
8.	Eier und Gemüse auf zwei Teller verteilen und mit gehackter Petersilie bestreuen.

Guten Appetit!

Mittag: ***Gemüsesalat mit Süßkartoffeln*** (p-43)

Abend: ***Hirsesalat mit Tomate und Gurke*** (p-48)

10. TAG

Frühstück: ***Brot mit Avocado und Gurke*** (p-28)

Mittag: ***Lachs mit Avocado***

Portionen: 2 | Zubereitungszeit: 20 Min

Nährwerte pro Portion: 300 kcal | 20 g Fett | 7 g Kohlenhydrate | 20 g Eiweiß

Zutaten:

- 1 Avocado
- 200 g Lachs
- 1 EL Olivenöl
- 300 g Cherrytomaten
- 1 EL Limettensaft
- 4 Zweige Koriander
- Salz und Pfeffer

Zubereitung:

1.	Den Lachs säubern, salzen und mit Limettensaft beträufeln. Dann in einer Pfanne in etwas Öl braten, bis er gar ist.
2.	In der Zwischenzeit die Tomaten waschen und in kleine Würfel schneiden. Die Avocado halbieren, den Stein entfernen und anschließend ebenfalls in Würfel schneiden.
3.	Den Koriander waschen, die Blätter von den Zweigen zupfen und fein hacken. Limettensaft, Öl, Pfeffer und Salz zu einem Dressing verrühren. Den Koriander ebenfalls unterrühren.
4.	Tomaten, Avocado und Dressing zu einem Salat vermischen.
5.	Den Lachs auf zwei Teller legen und den Salat hinzugeben.

Guten Appetit!

Abend: ***Vegetarische Pilzpfanne*** (p-51)

11. TAG

Frühstück: ***Omelett mit Frischkäse*** (p-26)
Mittag: ***Blumenkohlcurry mit Kichererbsen*** (p-35)
Abend: ***Hähnchen mit Krautsalat***

Portionen: 2 | Zubereitungszeit: 35 Min

Nährwerte pro Portion: 290 kcal | 10 g Fett | 15 g Kohlenhydrate | 30 g Eiweiß

Zutaten:

- 1 Möhre
- 1 EL Erdnüsse
- 2 EL Reiswein
- 1 Chilischote
- 350 g Kohl
- 250 g Hähnchenbrust
- 1 Zweig Koriander
- 2 Zweige Petersilie
- 1 Limettensaft
- 1 EL Öl
- 1 TL Honig
- 1 Stückchen Ingwer
- 3 Radieschen
- 1 EL Sojasoße
- Salz und Pfeffer

Zubereitung:

1.	Das Fleisch säubern und in einer großen Pfanne beidseitig kräftig anbraten. Dann die Hitze herunterschalten und die Filets braten, bis sie gar sind.
2.	Den Kohl säubern und in feine Scheiben schneiden.
3.	Die Radieschen waschen, die Enden abschneiden und die Radieschen in feine Scheiben schneiden.
4.	Reiswein, Öl, Honig, Sojasoße, Salz und Pfeffer zu einem Dressing verrühren. Petersilie und Koriander waschen und fein hacken. Ebenfalls in das Dressing streuen.
5.	Die Möhre schälen und in feine Scheiben schneiden. Die Chilischote waschen, der Länge nach halbieren, die Kerne entfernen und die Schote in feine Streifen schneiden.
6.	Den Ingwer schälen und fein hacken.
7.	Das Gemüse in einer Schüssel vermischen und das Dressing darüber verteilen.
8.	Die Erdnüsse in einer Pfanne rösten und über den Salat streuen.
9.	Das Hähnchenfilet in Streifen schneiden. Den Salat auf zwei Teller verteilen und mit den Fleischstreifen belegen.

Guten Appetit!

12. TAG

Frühstück: ***Brot mit creiger Chilipaste*** (p-29)
Mittag: ***Hähnchengeschnetzeltes mit Brokkoli und Pilzen*** (p-41)
Abend: ***Ei mit Apfel und Kohlrabi*** (p-50)
Snack: ***Erfrischender Erdbeer-Cocktail***

Portionen: 2 | Zubereitungszeit: 10 Min

Nährwerte pro Portion: 85 kcal | 1 g Fett | 15 g Kohlenhydrate | 1 g Eiweiß

Zutaten:

- 1 EL Zitronensaft
- 250 g Erdbeeren
- 200 ml Mineralwasser
- ½ Banane
- 1 TL Honig
- 6 Eiswürfel

Zubereitung:

1.	Die Erdbeeren waschen und das Grün entfernen. Dann in einen Mixer geben.
2.	Die Banane schälen und ebenfalls in den Mixer geben.
3.	Mit Wasser auffüllen, den Honig und den Zitronensaft hinzugeben.
4.	3 Eiswürfel in den Mixer zu den anderen Zutaten geben, dann pürieren, bis die gewünschte Konsistenz erreicht ist.
5.	In zwei Gläser füllen und mit Eis nach Bedarf auffüllen. Kalt genießen.

Guten Appetit!

13. TAG

Frühstück: ***Müsli mit Apfel***

Portionen: 2 | Zubereitungszeit: 10 Min

Nährwerte pro Portion: 270 kcal | 5 g Fett | 50 g Kohlenhydrate | 7 g Eiweiß

Zutaten:

- 1 EL Rosinen
- 100 g Dinkelflocken
- 2 EL Joghurt
- 1 TL Sesam, geröstet
- 2 TL Honig
- 1 Apfel

Zubereitung:

1.	Den Joghurt in zwei Schalen verteilen.
2.	Dinkelflocken, Sesam und Rosinen in einer Schüssel vermischen, dann gleichmäßig in die Schalen mit dem Joghurt streuen.
3.	Den Apfel waschen und in feine Scheiben schneiden. Dabei das Kerngehäuse entfernen. Dann in die Schalen auf das Müsli legen.
4.	Abschließend mit etwas Honig süßen und sofort genießen.

Guten Appetit!

Mittag: ***Möhren-Nudeln mit Rauke*** (p-39)

Abend: ***Gefüllter Kohlrabi*** (p-53)

14. TAG

Frühstück: ***Tropisches Apfelmus mit Mandarine*** (p-31)

Mittag: ***Blumenkohl mit Möhre und Schafskäse***

Portionen: 2 | Zubereitungszeit: 25 Min

Nährwerte pro Portion: 290 kcal | 15 g Fett | 8 g Kohlenhydrate | 25 g Eiweiß

Zutaten:

- 300 g Blumenkohl
- 1 Möhre
- ½ rote Zwiebel
- 1 EL Haselnüsse
- 200 g Schafskäse
- 1 TL Zitronensaft
- 1 Zweig Thymian
- 1 EL Öl
- Salz und Pfeffer

Zubereitung:

1.	Die Nüsse in Plättchen raspeln und in einer Pfanne rösten.
2.	Den Blumenkohl mit einem Hobel raspeln und dann in einer großen Pfanne in etwas Öl einige Minuten dünsten.
3.	Die Möhre schälen und in feine Scheiben schneiden. Mit der Zwiebel ebenso verfahren.
4.	Den Käse in Würfel schneiden und dann in einer Ofenform mit dem Thymian, der Zwiebel und der Möhre vermischen.
5.	Im Ofen bei 200 Grad etwa 10 Minuten backen.
6.	Den Zitronensaft über den Blumenkohl träufeln. Dann den Reis auf zwei Teller verteilen und das Ofengemüse mit dem Schafskäse hinzugeben.
7.	Zum Servieren mit gerösteten Haselnüssen bestreuen.

Guten Appetit!

Abend: ***Vegetarische Pilzpfanne*** (p-51)

15. TAG

Frühstück: ***Knuspriges Müsli mit Erdbeeren*** (p-27)
Mittag: ***Gemüsesalat mit Süßkartoffeln*** (p-43)
Abend: ***Brokkoli mit Pute***

Portionen: 2 | Zubereitungszeit: 25 Min

Nährwerte pro Portion: 255 kcal | 6 g Fett | 5 g Kohlenhydrate | 40 g Eiweiß

Zutaten:

- 1 Knoblauchzehe
- 300 g Putenbrust
- 1 EL Öl
- 350 g Brokkoli
- 1 EL Zitronensaft
- 1 Zweig Petersilie
- Salz und Pfeffer

Zubereitung:

1.	Den Brokkoli waschen, in Röschen schneiden und einige Minuten in Salzwasser kochen, sodass er gar und gleichzeitig bissfest bleibt.
2.	Das Fleisch säubern, in Streifen schneiden, mit Salz und Pfeffer würzen und anschließend in einer beschichteten Pfanne in etwas Öl braten.
3.	Die Petersilie waschen, trocken schütteln und fein hacken.
4.	Öl, Zitronensaft und Petersilie zu einem Dressing verrühren.
5.	Den Brokkoli auf zwei Teller verteilen, das Fleisch darauf legen und abschließend mit Dressing beträufeln.

Guten Appetit!

16. TAG

Frühstück: ***Omelett mit Frischkäse*** (p-26)
Mittag: ***Blumenkohlpuffer mit Joghurt*** (p-37)
Abend: ***Hähnchenbrust mit Lauch und Apfel*** (p-57)
Snack: ***Fruchtiger Beerensmoothie***

Portionen: 2 | Zubereitungszeit: 10 Min

Nährwerte pro Portion: 165 kcal | 5 g Fett | 20 g Kohlenhydrate | 5 g Eiweiß

Zutaten:

- 1 TL Vanillezucker
- 100 g Himbeeren
- 1 EL Zucker
- 2 Orangen
- 250 g Joghurt

Zubereitung:

1.	Die Orangen auspressen und den Saft gemeinsam mit den anderen Zutaten in einen Mixbecher füllen.
2.	Pürieren, bis die gewünschte Konsistenz erreicht ist. Gegebenenfalls einige Eiswürfel hinzufügen.
3.	In zwei Gläser füllen und kalt genießen.

Guten Appetit!

17. TAG

Frühstück: ***Frischkäse mit Papaya***

Portionen: 2 | Zubereitungszeit: 10 Min

Nährwerte pro Portion: 220 kcal | 9 g Fett | 6 g Kohlenhydrate | 25 g Eiweiß

Zutaten:

- 1 EL Wasser
- 2 Zweige Minze
- 200 g Papaya
- 400 g Frischkäse, körnig
- 1 TL Zitronensaft
- 1 TL Honig

Zubereitung:

1.	Das Wasser in den Frischkäse geben und mit einer Gabel kräftig umrühren.
2.	Die Papaya schälen, dann die Kerne entfernen und in Würfel schneiden.
3.	Den Zitronensaft über die Papaya träufeln, dann den Frischkäse in zwei Schalen füllen und die Papaya gleichmäßig verteilen.
4.	Mit Minze garnieren und mit etwas Honig süßen.

Guten Appetit!

Mittag: ***Kichererbsen-Salat*** (p-45)

Abend: ***Hirsesalat mit Tomate und Gurke*** (p-48)

18. TAG

Frühstück: ***Knäckebrot mit Putenbrust*** (p-30)

Mittag: ***Mediterraner Zucchini Salat***

Portionen: 2 | Zubereitungszeit: 30 Min

Nährwerte pro Portion: 365 kcal | 25 g Fett | 19 g Kohlenhydrate | 12 g Eiweiß

Zutaten:

- 1 große Zucchini
- 1 kleine Chilischote
- 100 g getrocknete Tomaten
- 1 EL Pinienkerne
- 1 Avocado
- 1 EL Limettensaft
- 2 Tomaten
- Salz und Pfeffer

Zubereitung:

1.	Die Zucchini waschen, die Enden abschneiden und anschließend mit einem Spiralschneider zu Zoodles schneiden.
2.	Die Tomaten waschen und in kleine Würfel schneiden. Die getrockneten Tomaten abtupfen und dann in feine Streifen schneiden.
3.	Die Avocado halbieren, den Stein entfernen und anschließend würfeln.
4.	Etwas Wasser zum Kochen bringen und dann über die Zoodles gießen, sodass diese etwas garen, ohne dabei ihren Biss zu verlieren.
5.	Die Chilischote halbieren, die Kerne herausschaben und die Hälften anschließend in feine Streifen schneiden.
6.	Alle Zutaten in einer Salatschüssel vermischen und dann mit Salz und Pfeffer würzen.

Guten Appetit!

Abend: ***Ei mit Apfel und Kohlrabi*** (p-50)

19. TAG

Frühstück: ***Knuspriges Müsli mit Erdbeeren*** (p-27)

Mittag: ***Gebratene Pute mit Paprika*** (p-34)

Abend: ***Blumenkohlpüree mit Hähnchenbrust***

Portionen: 2 | Zubereitungszeit: 25 Min

Nährwerte pro Portion: 295 kcal | 12 g Fett | 7 g Kohlenhydrate | 35 g Eiweiß

Zutaten:

- ½ Avocado
- 30 g getrocknete Tomaten
- 1 kleine Zwiebel
- 250 g Hähnchenbrust
- 2 EL Milch
- 1 EL Öl
- 300 g Blumenkohl
- 2 EL Gemüsebrühe
- 40 g Fetakäse
- 1 EL Zitronensaft
- 2 EL Schnittlauch, gehackt
- Salz und Pfeffer

Zubereitung:

1.	Das Fleisch säubern und in einer Pfanne in etwas Öl beidseitig gleichmäßig braten.
2.	Währenddessen den Blumenkohl waschen, in Röschen schneiden und in einem Topf in Salzwasser kochen. Nach etwa 10 Minuten vom Herd nehmen und das Wasser abgießen.
3.	Die Zwiebel schälen und in feine Ringe schneiden. Die Tomaten abtupfen und in feine Streifen schneiden.
4.	Zwiebel und Tomaten in einer beschichteten Pfanne in etwas Öl dünsten. Anschließend die Gemüsebrühe hinzugeben.
5.	Den Fetakäse in Würfel schneiden und ebenfalls in die Pfanne geben. Dann vom Herd nehmen.
6.	Die Avocado halbieren, den Stein entfernen und die Avocado dann zu der Tomate und der Zwiebel in die Pfanne geben. Die Milch in die Pfanne zu den anderen Zutaten gießen. Den Blumenkohl unterheben und alles gemeinsam mit einem Stampfer zu einem Püree stampfen.
7.	Das Püree auf zwei Teller verteilen und das Fleisch hinzugeben. Dann mit etwas Zitronensaft beträufeln und mit Schnittlauch bestreuen.

Guten Appetit!

20. TAG

Frühstück: ***Omelett mit Frischkäse*** (p-26)
Mittag: ***Hähnchengeschnetzeltes mit Brokkoli und Pilzen*** (p-41)
Abend: ***Gefüllter Kohlrabi*** (p-53)

Snack: ***Blaubeeren-Quinoasalat***

Portionen: 2 | Zubereitungszeit: 25 Min

Nährwerte pro Portion: 350 kcal | 15 g Fett | 44 g Kohlenhydrate | 9 g Eiweiß

Zutaten:

- 1 EL Pinienkerne
- 75 g Quinoa
- 1 TL Agavendicksaft
- 100 g Blaubeeren
- 4 EL Orangensaft
- 2 getrocknete Aprikosen
- 1 Prise Chilifocken
- 1 TL Zitronensaft
- Salz und Pfeffer

Zubereitung:

1.	Die Quinoa in ein Sieb füllen und mit kochendem Wasser durchspülen, damit der bittere Beigeschmack verfliegt.
2.	Die Quinoa in einen Topf füllen, leicht salzen und pfeffern und mit Wasser bedecken. Zum Kochen bringen und etwa 12 Minuten köcheln lassen.
3.	In der Zwischenzeit die Aprikosen in feine Streifen schneiden und die Blaubeeren waschen.
4.	Das Wasser der Quinoa abgießen und anschließend Blaubeeren, Quinoa, Zitronensaft, Agavendicksaft, Chiliflocken und Orangensaft in einer Schüssel vermischen.
5.	Den Salat in zwei Schalen füllen. Die Pinienkerne in einer kleinen Pfanne rösten und zum Servieren über den Quinoasalat streuen.

Guten Appetit!

21. TAG

Frühstück: ***Rühreí mit Roggenbrot***

Portionen: 2 | Zubereitungszeit: 15 Min

Nährwerte pro Portion: 190 kcal | 7 g Fett | 20 g Kohlenhydrate | 12 g Eiweiß

Zutaten:

- 2 Scheiben Roggenbrot
- 2 Zweige Petersilie
- 2 Tomaten
- 1 Stange Porree
- 2 Eier
- 1 EL Öl
- Salz und Pfeffer

Zubereitung:

1.	Die Tomate in kleine Würfel schneiden und in einer Pfanne andünsten.
2.	Den Porree säubern und in feine Ringe schneiden. Dann zu den Tomaten in die Pfanne geben, mit etwas Öl beträufeln.
3.	Die Eier in einer Schale verquirlen. Die Petersilie waschen und fein hacken. Dann unter das Ei rühren.
4.	Das Ei in die Pfanne zu dem Gemüse geben und alles gemeinsam garen lassen, bis das Ei gestockt ist.
5.	Zwei Teller bereitstellen und jeweils eine Scheibe Brot darauf legen.
6.	Das Rührei gleichmäßig auf dem Brot verteilen und heiß genießen.

Guten Appetit!

Mittag: ***Kichererbsen-Salat*** (p-45)

Abend: ***Ei mit Apfel und Kohlrabi*** (p-50)

22. TAG

Frühstück: ***Tropisches Apfelmus mit Mandarine*** (p-31)

Mittag: ***Feuriger Bohneneintopf***

Portionen: 2 | Zubereitungszeit: 25 Min

Nährwerte pro Portion: 215 kcal | 15 g Fett | 10 g Kohlenhydrate | 5 g Eiweiß

Zutaten:

- 1 Knoblauchzehe
- 2 EL Gemüsebrühe
- 1 EL Olivenöl
- 250 g weiße Bohnen
- 1 Chilischote
- ½ Zwiebel
- 300 g passierte Tomaten
- ½ Avocado
- 1 TL Zitronensaft
- 1 EL Tomatenmark
- Salz und Pfeffer

Zubereitung:

1.	Knoblauchzehe und Zwiebel schälen und fein hacken. Etwas Öl in einen Topf geben und die Zwiebel, sowie den Knoblauch darin andünsten.
2.	Die Gemüsebrühe, sowie das Tomatenmark hinzufügen und gut umrühren.
3.	Dann mit den passierten Tomaten ablöschen. Die Bohnen abtropfen lassen und in den Topf geben.
4.	Die Chilischote halbieren und die Kerne herausschaben. Dann in feine Streifen schneiden und in den Eintopf streuen.
5.	Den Zitronensaft hinzufügen und alles gemeinsam gut durchkochen lassen.
6.	Die Avocado halbieren, den Stein entfernen und die Avocado in Würfel schneiden.
7.	Den Eintopf mit Salz und Pfeffer abschmecken und anschließend in zwei Schalen füllen.
8.	Die Avocadowürfel in den Eintopf streuen und heiß genießen.

Guten Appetit!

Abend: ***Suppe mit Spinat und Quinoa*** (p-59)

23. TAG

Frühstück: ***Brot mit cremiger Chilipaste*** (p-29)
Mittag: ***Möhren-Nudeln mit Rauke*** (p-39)
Abend: ***Köstliche Kokoscreme***

Portionen: 2 | Zubereitungszeit: 25 Min

Nährwerte pro Portion: 255 kcal | 20 g Fett | 10 g Kohlenhydrate | 8 g Eiweiß

Zutaten:

- 300 ml Gemüsebrühe
- 100 g Brokkoli
- ½ Zucchini
- 1 TL Zitronensaft
- 1 EL Joghurt
- 2 Minzblätter
- 100 ml Kokosmilch
- 1 TL Leinsamen
- 1 Kartoffel
- ½ Möhre
- Salz und Pfeffer

Zubereitung:

1.	Die Kartoffel schälen, die Möhre ebenfalls und beides in einem Topf in der Gemüsebrühe zum Kochen bringen.
2.	15 Minuten köcheln lassen, bis die Kartoffel gar ist.
3.	Den Brokkoli säubern und in Röschen schneiden, dann in die Suppe geben. Die Zucchini in Stücke schneiden und ebenfalls in die Suppe geben.
4.	Einige Minuten köcheln lassen, dann die Kokosmilch hinzufügen. Die Suppe zu einer homogenen Creme pürieren und mit Salz, sowie Pfeffer abschmecken. Dann in zwei Schälchen füllen. Mit Joghurt und Zitronensaft verfeinern. Abschließend mit Leinsamen bestreuen und mit Minzblättern garnieren.

Guten Appetit!

24. TAG

Frühstück: ***Brot mit Avocado und Gurke*** (p-28)
Mittag: ***Blumenkohlcurry mit Kichererbsen*** (p-35)
Abend: ***Ei mit Apfel und Kohlrabi*** (p-50)
Snack: ***Roggenbrot mit Oliven-Meerrettichpaste***

Portionen: 2 | Zubereitungszeit: 10 Min

Nährwerte pro Portion: 235 kcal | 8 g Fett | 25 g Kohlenhydrate | 10 g Eiweiß

Zutaten:

- 2 Scheiben Roggenbrot
- 1 Zitrone
- 1 Tomate
- 2 Kumquat
- 200 g Frischkäse
- 1 EL Meerrettichcreme
- 8 Oliven
- 2 EL Feta
- Salz und Pfeffer

Zubereitung:

1.	Die Oliven entsteinen und gemeinsam mit dem Frischkäse, dem Feta, dem Tafelmeerrettich, sowie etwas Pfeffer und Salz in einen Becher geben. Mit einem Pürierstab zu einem homogenen Püree mixen.
2.	Tomate und Kumquat waschen und in Scheiben schneiden.
3.	Das Brot auf zwei Teller verteilen, mit Olivencreme bestreichen und mit Tomate, sowie Kumquat belegen.

Guten Appetit!

25. TAG

Frühstück: ***Frühstücksquark mit Beeren***

Portionen: 2 | Zubereitungszeit: 10 Min

Nährwerte pro Portion: 232 kcal | 6 g Fett | 23 g Kohlenhydrate | 22 g Eiweiß

Zutaten:

- 1 Scheibe Knäckebrot
- 150 g Waldbeeren
- 300 g Magerquark
- 2 EL Milch
- 2 TL Honig
- 1 Biozitrone
- 2 TL Mandelplättchen

Zubereitung:

1.	Den Joghurt in einer Schüssel mit der Milch verrühren und anschließend in zwei kleine Schalen aufteilen.
2.	Die Beeren aus dem Kühlfach nehmen und gleichmäßig, dekorativ auf dem Quark verteilen.
3.	Das Knäckebrot in kleine Stücke zerbrechen und auf die Beeren streuen.
4.	Zum Abschluss mit etwas abgeriebener Zitronenschale, sowie etwas Honig verfeinern.

Guten Appetit!

Mittag: ***Gemüsesalat mit Süßkartoffeln*** (p-43)

Abend: ***Hähnchenbrust mit Lauch und Apfel*** (p-57)

26. TAG

Frühstück: ***Knäckebrot mit Putenbrust*** (p-30)

Mittag: ***Nudeln mit Shrimps***

Portionen: 2 | Zubereitungszeit: 25 Min

Nährwerte pro Portion: 740 kcal | 28 g Fett | 81 g Kohlenhydrate | 30 g Eiweiß

Zutaten:

- 200 g Shrimps
- 200 g Spaghetti
- 1 Knoblauchzehe
- 1 handvoll Rauke
- 1 EL Zitronensaft
- ½ Zwiebel
- 200 g Cherrytomaten
- 1 EL Olivenöl
- 1 Avocado
- 1 Prise Chiliflocken
- Salz und Pfeffer

Zubereitung:

1.	Die Nudeln nach Packungsanleitung in Salzwasser kochen, bis sie gar sind.
2.	In der Zwischenzeit die Shrimps säubern und in einer Pfanne in Öl dünsten.
3.	Zwiebel und Knoblauch schälen, fein hacken und in die Pfanne zu den Garnelen geben.
4.	Die Cherrytomaten waschen, in die Pfanne geben und kurz unterheben. Dann vom Herd nehmen.
5.	Die Avocado halbieren, den Stein entfernen und anschließend in Würfel schneiden. Die Avocadwürfel gemeinsam mit den Chiliflocken in die Pfanne geben und unterheben.
6.	Die Nudeln abgießen und auf zwei Teller verteilen.
7.	Die Shrimps in cremiger Avocadosoße darauf verteilen.

Guten Appetit!

Abend: ***Blumenkohl mit Gurken-Wraps*** (p-55)

27. TAG

Frühstück: ***Knuspriges Müsli mit Erdberen*** (p-27)

Mittag: ***Gebratene Pute mit Paprika*** (p-34)

Abend: ***Bunter Salat mit Kichererbsen***

Portionen: 2 | Zubereitungszeit: 25 Min

Nährwerte pro Portion: 375 kcal | 19 g Fett | 30 g Kohlenhydrate | 16 g Eiweiß

Zutaten:

- 1 Tomate
- 1 EL Essig
- 1 EL Öl
- 2 EL Schafskäse, zerbröselt
- ½ kleine Zwiebel
- ½ rote Paprika
- 250 g Kichererbsen
- 1 Prise Kumin
- 4 Zweige Koriander
- 1 Spritzer Zitronensaft
- Salz und Pfeffer

Zubereitung:

1.	Die Zwiebel schälen und in kleine Würfel schneiden. Die Tomate und die Paprika waschen und ebenfalls würfeln.
2.	Aus Essig, Öl, Zitronensaft, Kumin, Salz und Pfeffer ein Dressing rühren.
3.	Die Kichererbsen abtropfen lassen und gründlich spülen. Dann zu den restlichen Zutaten in eine Schüssel geben und unterheben.
4.	Den Koriander waschen und die Blättchen abzupfen.
5.	Den Salat in zwei Schalen füllen und mit Schafskäse, sowie Korianderblättern bestreuen.

Guten Appetit!

28. TAG

Frühstück: ***Brot mit cremiger Chilipaste*** (p-29)
Mittag: ***Hähnchengeschnetzeltes mit Brokkoli und Pilzen*** (p-41)
Abend: ***Suppe mit Spinat und Quinoa*** (p-59)
Snack: ***Salat mit Pfirsich***

Portionen: 2 | Zubereitungszeit: 25 Min

Nährwerte pro Portion: 270 kcal | 13 g Fett | 7 g Kohlenhydrate | 5 g Eiweiß

Zutaten:

- 50 g gekochter Schinken
- 1 Tomaten
- 2 Pfirsiche
- 1 EL Sonnenblumenkerne
- 1 TL Honig
- 2 EL Grapefruitsaft

Zubereitung:

1.	Die Pfirsiche waschen, halbieren, den Stein entfernen und anschließend in schmale Streifen schneiden.
2.	Die Tomate waschen und in Scheiben schneiden.
3.	Aus Honig und Grapefruitsaft ein Dressing rühren.
4.	Pfirsich, Tomate und Dressing in einer Schüssel vorsichtig vermischen.
5.	Den Kochschinken in feine Streifen schneiden und gemeinsam mit dem Salat servieren. Mit Sonnenblumenkernen garnieren.

Guten Appetit!

IMPRESSUM

Impressum: Rocka Maldini 120, Old Railway Track, SVR 9017, Santa Venera, Malta

malta.publishing@gmail.com

Coverfoto: www.shutterstock.com

Coverdesign: Alexey Designs

Risiko-Hinweis und Haftung

Empfehlungen, Charts und Tabellen für verlässlich, jedoch können wir keine Garantie für Richtigkeit und Aktualität übernehmen. Die Inhalte in diesem Werk sind nach bestem Gewissen verfasst, wir halten unsere Quellen für verlässlich, aber auch hier können wir keine Garantie auf Richtigkeit und Aktualität geben. Die Informationen geben lediglich einen Einblick in die Meinung der Verfasser.

Haftungsausschluss

Die Inhalte wurden mit größtmöglicher Sorgfalt erstellt. Der Autor übernimmt jedoch keine Gewähr für die Richtigkeit und Vollständigkeit der hier befindlichen Informationen sowie bereitgestellten Inhalte.

Urheber- und Kennzeichenrecht

Bei den Inhalten die erstellt wurden, werden die Urheberrechte Dritter beachtet. Insbesondere werden Inhalte und Rechte Dritter als solche gekennzeichnet. Sollte der Nutzer trotzdem auf eine Urheberrechtsverletzung aufmerksam werden, bitten wir um einen entsprechenden Hinweis. Bei Bekanntwerden von Rechtsverletzungen werden wir derartige Inhalte umgehend entfernen.

Printed in Germany
by Amazon Distribution
GmbH, Leipzig

20972540R00066